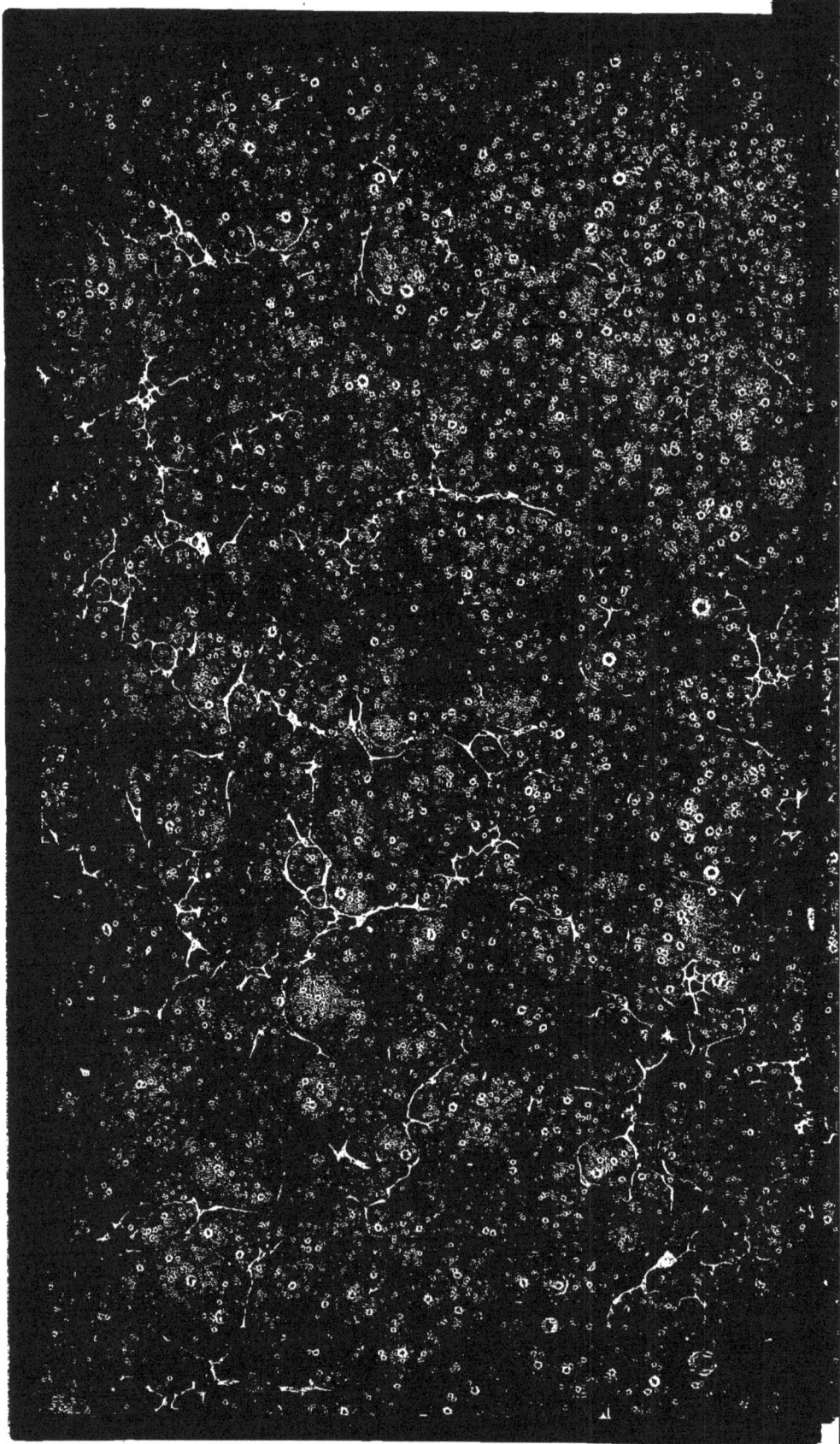

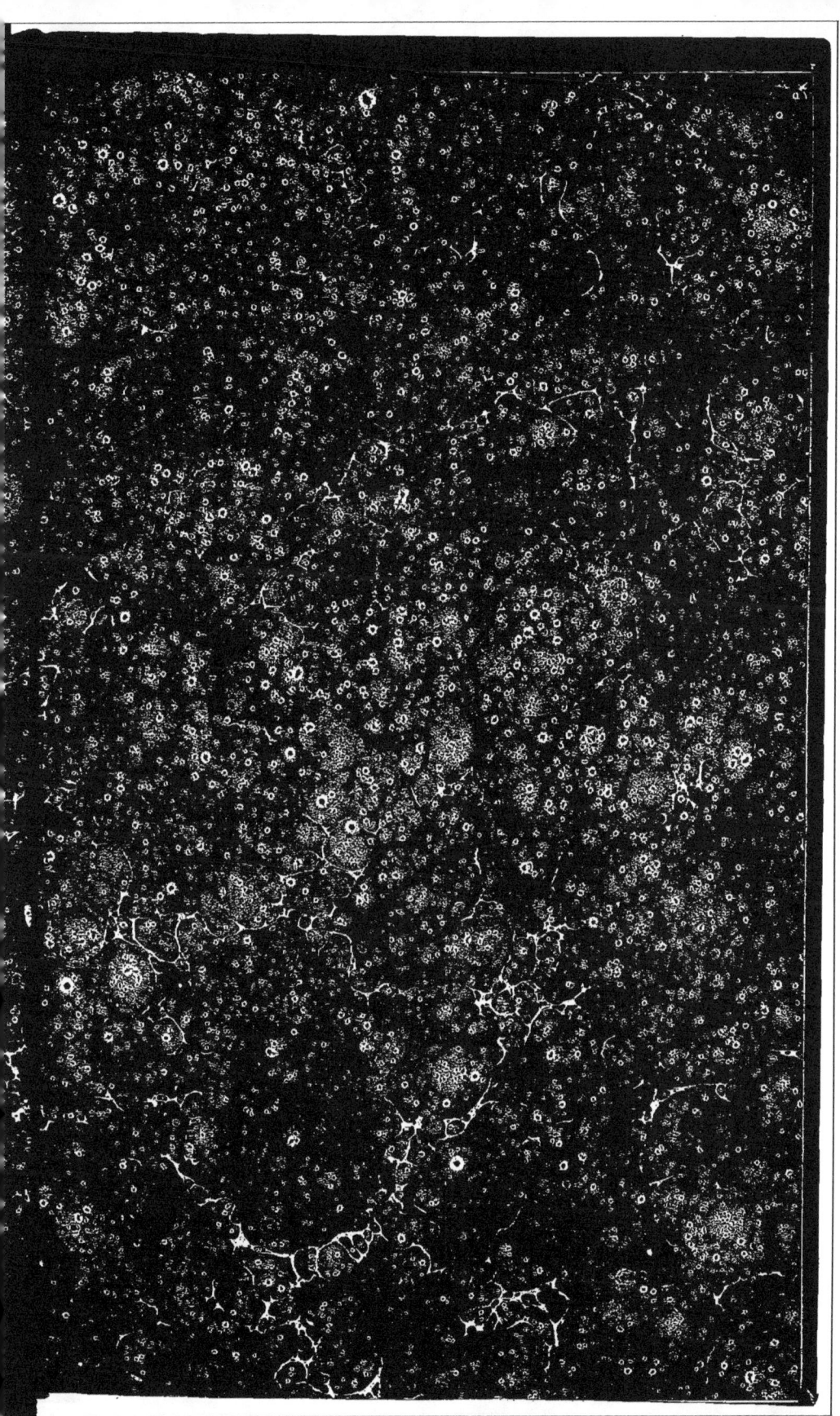

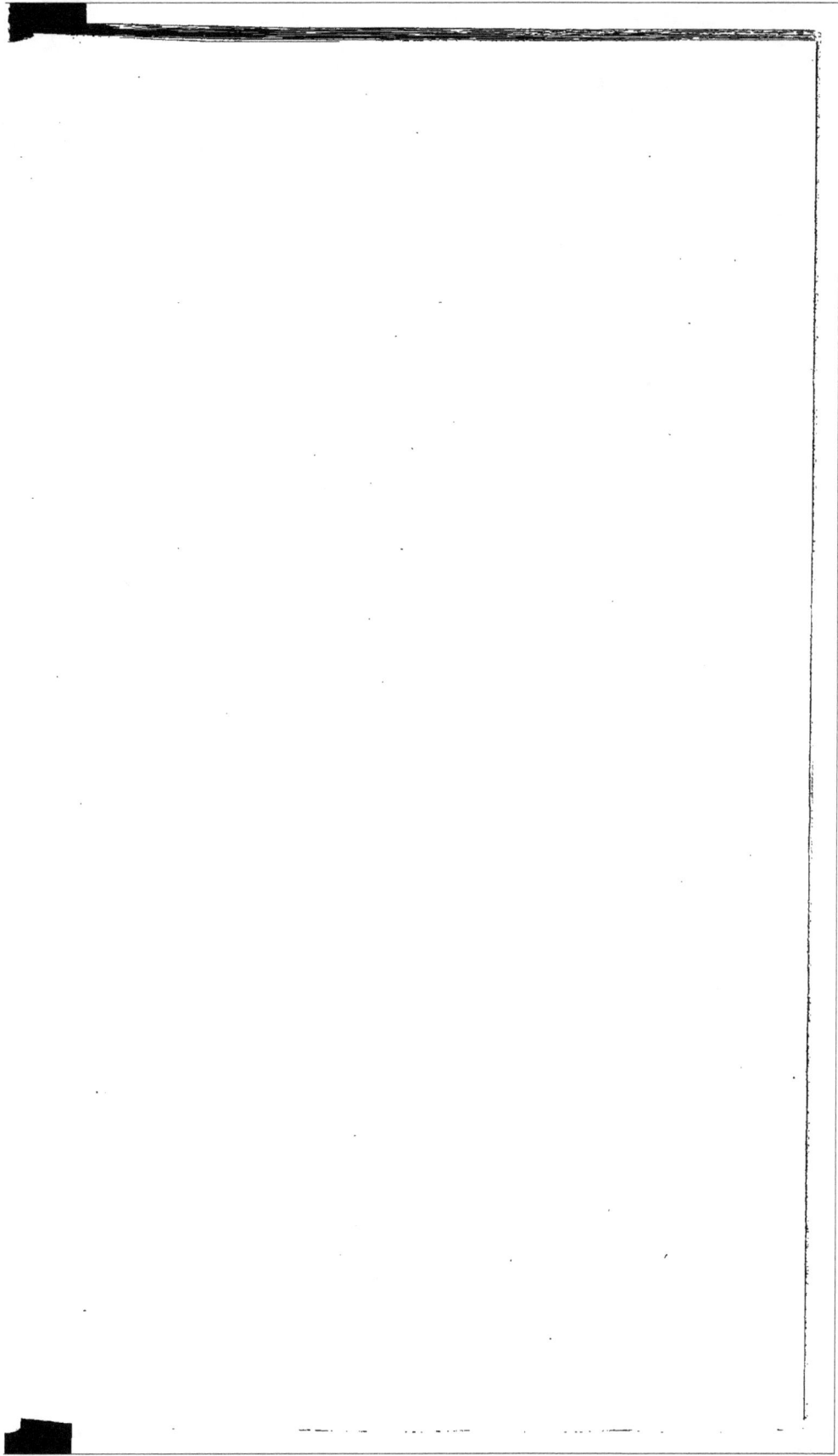

Ib.^{53} 11.

T. 2660.
O.f.j.

DES

SYMPATHIES

DES

ORGANES DU CORPS HUMAIN.

———

DE L'IMPRIMERIE DE J. ALZINE,
A PERPIGNAN.

DES

SYMPATHIES

DES

ORGANES DU CORPS HUMAIN,

CONSIDÉRÉES

SOUS LE RAPPORT DE L'UTILITÉ DE LEUR CONNAISSANCE

DANS LA MÉDECINE PRATIQUE;

Mémoire inséré dans le Journal complémentaire du Dictionnaire des Sciences médicales, pour servir de supplément à l'article SYMPATHIE *de ce grand ouvrage;*

Suivi de quelques Considérations sur la Péritonite puerpérale, sur l'Inflammation, le Squirre de la matrice, et sur le Choix d'un lieu pour les inhumations,

PAR F. MARIA GELCEN,

BACHELIER ÈS LETTRES, DOCTEUR EN MÉDECINE, MEMBRE CORRESPONDANT
DE PLUSIEURS SOCIÉTÉS MÉDICALES, MÉDECIN A THUIR.

*Quæ in naturá fundata sunt, crescunt
et augentur; quæ autem in opinione,
variantur et non augentur.*

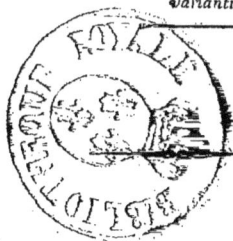

A PARIS,

CHEZ MÉQUIGNON-MARVIS, LIBRAIRE,
Rue de l'École de Médecine, N.º 3.

1822.

DES
SYMPATHIES
DES
ORGANES DU CORPS HUMAIN,

CONSIDÉRÉES

SOUS LE RAPPORT DE L'UTILITÉ DE LEUR CONNAISSANCE

DANS LA MÉDECINE PRATIQUE.

———

Toutes les parties du corps vivant sont liées entr'elles; toutes se correspondent et entretiennent un commerce réciproque de sentimens et d'affections. C'est une vérité que les premiers médecins avaient déjà découverte dans les lois de l'économie animale, et qu'ils ont ainsi exprimée : *Consensus unus, conspiratio una, consentia omnia*. Mais indépendamment de cette harmonie universelle et de cette unité vitale, il existe entre les divers organes du corps humain des rapports intimes, des liaisons particulières et plus fortes : ces liaisons particulières d'un organe avec un autre, cette correspondance qui règne entr'eux, est connue sous le nom de sympathie.

On appelle généralement du nom de sympathie ces rapports cachés, ces impulsions secrètes qui attirent quelquefois deux êtres l'un vers l'autre,

I**

cette conformité d'humeur et de goûts qui les rend mutuellement sensibles à leurs affections (1). Je ne m'arrêterai pas à examiner ici la nature de ces sympathies que la parenté, l'alliance, des convenances sexuelles, des services rendus et que bien d'autres rapports sociaux peuvent sans doute fortifier, et même faire naître, mais dont aucune de ces raisons n'est la cause nécessaire; puisqu'on voit des ingrats qui ont oublié les services qu'on leur a rendus, et qu'on a vu des pères qui avaient une aversion irrésistible pour leurs enfans (2).

Ce n'est pas cette heureuse et rare sympathie qui doit fixer aujourd'hui mon attention. Je ne veux m'occuper ici que des sympathies qui existent entre les organes du corps humain; en vertu desquelles ils se correspondent et exercent les uns sur les autres une action réciproque. Ces espèces de sympathies tiennent de plus près à la médecine; et leur étude est d'une utilité indispensable pour celui

---

(1) Ces sympathies s'observent chez les divers animaux comme chez l'homme. On a vu deux coqs armés pour le combat rester l'un et l'autre immobiles à leur première rencontre et se remettre tranquillement à manger. On avait beau pousser au milieu des deux champions une poule, pour qu'elle fût un sujet de discorde ; mais quoi qu'en dise la fable :

Deux coqs vivaient en paix : une poule survint,
Et voilà la guerre allumée.
La Fontaine, Liv. 7. Fab. 13.

ils continuèrent à manger sans donner aucun signe qui dénotât en eux le moindre sentiment de jalousie ou d'animosité.

(2) On peut en dire de même de certaines antipathies auxquelles on ne peut souvent assigner aucune cause connue.

Non amo te, Subidi, nec possum dicere quare :
Hoc tantùm possum dicere, non amo te. (Martial.)

qui s'occupe à soulager les maux qui affligent l'humanité.

Depuis la mémorable révolution qui vient de s'opérer dans la pathologie, révolution qui a eu une si grande influence sur la médecine pratique, puisqu'elle lui a fait faire des progrès bien remarquables, et qu'elle lui a donné un degré de certitude auquel elle n'était jamais parvenue ; depuis que cette vérité est enfin établie , qu'il n'est point d'affection morbide indépendante de la lésion d'un des organes de l'économie animale, l'étude de la physiologie offre un tout autre intérêt. Qu'importait-il, en effet, d'être profondément versé dans les sciences physiologiques et anatomiques, quand on admettait des affections indépendantes des lésions des organes du corps vivant ? Il est aujourd'hui démontré que la physiologie forme la base de toute donnée médicale, que le diagnostic et le traitement des maladies sont uniquement fondés sur elle, et que sans elle la médecine ne serait qu'une science de mots , et ses moyens des armes dirigées au hasard.

L'histoire physiologique des fonctions de l'organisme en état de santé et en état de maladie constitue une partie assez étendue de l'art de guérir, qui offre encore un champ vaste à l'étude de l'observateur. La séméiotique, qui forme une partie essentielle de cette branche de nos connaissances médicales, a été, à la vérité, depuis long-temps cultivée avec beaucoup d'ardeur et de succès, mais il est à remarquer qu'on s'est presque toujours borné à la considération de certains phénomènes d'une utilité reconnue en médecine pratique. Aujourd'hui, que l'attention semble dirigée d'une manière spéciale vers l'appréciation des phénomènes pathologiques, on ne dédaignera pas l'étude des sympathies, qui sont la source la plus féconde de ces phénomènes.

De tous les phénomènes morbides, les plus nombreux dépendent sans doute de l'influence mutuelle que les organes exercent les uns sur les autres. Soit que l'on s'occupe de l'homme en état de santé, soit que l'on étudie les troubles survenus dans les fonctions, soit enfin que l'on recherche la manière d'agir des médicamens, presque toujours on découvrira des effets remarquables de ces liaisons particulières qui ont lieu entre les différentes parties qui nous constituent.

Les sympathies si nombreuses et si importantes sont à la fois très-propres à éclairer l'étude et le traitement des maladies, parce qu'en les connaissant bien, on peut plus facilement distinguer la partie véritablement souffrante de celle qui ne l'est qu'en apparence ou sympathiquement; elles nous dévoilent souvent le foyer caché de beaucoup d'affections, qui, sans elles, se déroberaient à nos yeux et exerceraient impunément leurs ravages; elles nous fournissent plusieurs données utiles sur le pronostic des maladies. Leur connaissance n'est pas moins nécessaire pour le médecin dans l'application des remèdes ; c'est sur elle que sont fondées , dans beaucoup de cas, les vraies indications et les méthodes thérapeutiques les plus lumineuses. C'est de l'examen approfondi des sympathies des organes digestifs , que l'auteur de la nouvelle doctrine médicale s'est élevé à des considérations qui ont jeté un si grand jour sur l'histoire physiologique et pathologique d'une classe importante de maladies , livrées jusqu'ici à l'empirisme , et dont la théorie n'était fondée que sur des hypothèses.

La connaissance des sympathies des organes du corps humain est de la plus grande utilité dans l'étude et l'exercice de l'art de guérir : tous les physiologistes ont reconnu cette vérité ; cependant nous n'avons point encore d'ouvrage qui offre au médecin le secours d'un corps de doctrine sur les sympathies.

Envisagées , dans le *Dictionnaire des Sciences médicales* , uniquement sous le rapport de leur existence physiologique et pathologique , les sympathies doivent être aussi étudiées sous celui des avantages qu'on peut retirer de leur connaissance dans la médecine pratique. C'est pour tâcher de remplir cette lacune, que j'ai fait insérer dans le *Journal complémentaire de ce Dictionnaire* , quelques considérations séméiotiques et thérapeutiques sur ces phénomènes. Le désir seul d'être utile, me porte à les mettre au jour. Puissent-elles être reçues avec l'indulgence qu'on a lieu d'espérer , lorsqu'on écrit sur une partie quelconque d'une science aussi rigoureusement essentielle à l'humanité.

PREMIÈRE PARTIE.

DE L'UTILITÉ DE LA CONNAISSANCE DES SYMPATHIES POUR LE DIAGNOSTIC DES MALADIES.

§ I.

Il existe, entre les effets sensibles des maladies et leur nature, des rapports si constans, que de la connaissance des uns on remonte naturellement à la connaissance de l'autre. Ce sont les caractères extérieurs de l'organisation qui nous décèlent la nature intime des êtres; c'est toujours de l'observation et de l'étude bien réfléchie des symptômes qu'on s'élève à la connaissance des maladies.

Les symptômes ou les effets sensibles des maladies ont leur siége, soit sur la partie malade, soit sur une autre, souvent éloignée, qui est en sympathie avec celle qui est affectée : de là est venue la distinction essentielle qu'on a faite des symptômes idiopathiques ou locaux et des symptômes sympathiques ou éloignés de la partie souffrante, quoique déterminés par elle.

Il est de la première importance de bien distinguer, dans la série des symptômes que présentent les maladies, ceux qui sont produits par la sympathie spéciale des organes, d'avec ceux qui le sont par la synergie ou l'ensemble de leurs mouvemens. Ceux-ci semblent avoir un but, et être suscités par la nature pour parvenir à une terminaison; les autres, au contraire, ne concourent pas à ce but, et paraissent même quelquefois le contredire.

Pour parvenir au diagnostic d'une maladie, le médecin acquiert d'abord la connaissance des symptômes, qui lui est fournie par le seul emploi de ses sens; ensuite il les compare entr'eux, rapproche les uns des autres tous ceux qui ont la même signification, les soumet par voie d'analyse aux notions anticipées qu'il a de la marche générale des maladies, et forme de toutes ces données réunies plusieurs résumés, dont il tire certaines conséquences qu'on appelle signes.

Pour apprécier tous les symptômes et les grouper, selon qu'ils ont la même signification, c'est-à-dire, rapprocher ceux qui sont sympathiques d'une affection essentielle de ceux qui constituent la forme propre de cette même affection, le médecin doit posséder à fond la doctrine des sympathies. Dans quelles erreurs ne tomberait-il pas à chaque instant, s'il ignorait qu'il existe entre tel et tel organe une liaison particulière, au moyen de laquelle l'un s'associe à l'autre, et partage son affection !

§ II.

Lorsque des phénomènes pathologiques se manifestent sur un organe dont l'affection ne peut dépendre que de la lésion correspondante d'un autre
qui est sympathiquement lié avec lui, si l'on connaît les relations particulières qui existent entre ces
deux organes, la lésion de l'un nous indique celle
de l'autre. Ainsi, chez un malade dont la respiration est affectée, lorsqu'on ne peut découvrir, par
l'analyse la plus exacte de la fonction, quel est
l'organe malade, s'il se présente entr'autres symptômes un rire involontaire et convulsif, c'en est
assez pour me donner l'idée d'une lésion du dia-
phragme : de même, un changement dans l'état
de la langue indique presque toujours un changement respectif dans l'estomac.

Un jeune homme âgé de vingt-trois ans, d'un
tempérament bilieux, habitué à une vie active,
excédé de fatigue par une longue course, s'arrête
pour boire de l'eau à une fontaine, se remet en
route, arrive en sueur, et boit encore pressé
par une soif excessive : de là, un sentiment de
constriction à l'épigastre, un léger frisson, une
chaleur forte ; le lendemain, céphalalgie sus-orbitaire, saleté de la langue, goût amer dans la
bouche, anorexie, nausées, douleur épigastrique.
Appelé auprès de ce malade, pour lui donner mes
soins, j'étudie successivement tous les symptômes

qu'il présente, et, par un travail analytique assez rapide, je m'élève au diagnostic de sa maladie. La douleur épigastrique, les nausées, l'anorexie m'indiquent d'abord une lésion des voies digestives. Je rapproche les autres symptômes de ceux-ci, la saleté de la langue, sympathique de celle de l'estomac, m'annonce un embarras gastrique ; mais je suis d'autant plus confirmé dans cette idée, lorsqu'instruit de la sympathie étroite qui existe entre l'estomac et le cerveau, je vois que la céphalalgie dépend aussi de la même lésion. L'administration de l'émétique lui fait rendre une grande quantité de matières jaunâtres et fétides : à l'aide de ce moyen, de quelques boissons acidulées et d'un léger évacuant, le malade est bientôt rendu à la santé.

Les sympathies nous offrent, dans beaucoup de cas, un excellent moyen d'investigation pour parvenir au diagnostic des maladies, puisque par le développement de la lésion d'un organe on peut remonter à la lésion d'un autre, que nous savons lié sympathiquement avec lui.

C'est à l'aide de l'étude des sympathies des organes digestifs que nous arrivons à la connaissance des diverses lésions dont ces organes sont si souvent atteints. Dans les phlegmasies intestinales on observe, par exemple, autour de la pointe ainsi que sur les parties latérales de la langue, une rougeur dont l'intensité varie depuis la teinte rose jusqu'au rouge de feu le plus ardent. Cette rougeur plus ou moins vive de la langue avait été déjà remarquée par plusieurs observateurs ; mais M. Broussais a sur-tout fixé sur elle l'attention comme sur l'un des signes les plus positifs et les plus constans de l'irritation gastrique

L'existence des diverses lésions intestinales nous est souvent annoncée par la céphalalgie et le délire, ou par la tristesse et l'inquiétude, qui accompagnent ordinairement ces sortes de lésions. On sait d'ailleurs que, lorsque les forces sensitives se concentrent sur la région épigastrique, le cerveau languit, toutes ses facultés sont faibles et sans énergie ; on sait aussi que des alimens pris en quantité gênent les fonctions de cet organe, produisent la somnolence, et arrêtent le cours de la pensée. Ces mêmes sympathies, qui, dans les indispositions légères, annoncent la surexcitation de l'estomac, caractérisent l'état morbide de ce viscère, lorsqu'elles sont exagérées par une irritation plus vive (1).

La connaissance de l'influence que les organes sexuels exercent sur la partie antérieure du cou doit nous faire soupçonner que le gonflement du cou, qui est un des signes du goître, sur-tout lorsqu'il se développe sur la partie extérieure et

(1) L'irritation violente de l'estomac et de divers autres viscères épigastriques, qu'on observe chez les malades atteints de la fièvre jaune, irritation qui est la cause de tous les symptômes alarmans qui caractérisent cette redoutable maladie, est toujours annoncée dès le début, par une douleur intense à la tête, le délire ou l'assoupissement et même la stupeur.

antérieure, entre la peau et la trachée-artère, peut aussi être sympathique d'une grossesse, du travail de la puberté chez la femme. Lorsque ce gonflement dépend de cette cause, il se dissipe ordinairement à l'accouchement ou à l'apparition régulière de la menstruation. M. Lordat a communiqué à la société de médecine de Montpellier l'observation d'une dame, qui, s'étant bien portée avant son mariage, ressentit le lendemain de ses noces une douleur au cou, suivie d'un engorgement des glandes de cette partie. Depuis onze ou douze années qu'elle est mariée, cette douleur et cet engorgement reviennent ou disparaissent, selon qu'elle se rapproche ou s'éloigne de son mari. Cette dame a eu plusieurs enfans, mais elle a acheté les jouissances maternelles par des engorgemens douloureux de ces glandes, et par autant de cicatrices.

Il est des resserremens spasmodiques du larynx, des difficultés de respirer, des suffocations, qu'on attribuerait faussement à des affections idiopathiques, si on ne savait que leur cause réside dans un état nerveux, sympathique d'une lésion des organes de la génération. Combien de nouvelles mariées, de jeunes pubères, qui, aux approches de leurs périodes menstruelles, éprouvent des dyspnées, des suffocations pénibles !. Je connais, à Perpignan, une femme, âgée d'environ trente à trente-six ans, mère d'un certain nombre d'enfans, qui est sujette depuis quelque temps à des constric-

tions

tions spasmodiques du gosier et à des suffocations tellement fortes, qu'elles feraient craindre souvent pour ses jours, si on ignorait qu'elles sont sympathiques d'une affection de ces mêmes organes.

L'enrouement n'est pas toujours de nature catarrhale; il dépend souvent d'une lésion des organes reproducteurs : la grossesse, par exemple, le procure fréquemment ; il disparaît alors à l'époque de l'accouchement. L'aphonie n'est pas non plus une affection toujours idiopathique du larynx, et on ne peut remonter à son origine ou à sa cause, qu'à l'aide de la connaissance de la sympathie qui existe entre les organes de la voix et ceux de la génération. J'ai connu plusieurs personnes, dont les organes sexuels étaient condamnés à une inaction continuelle, affligées d'une extinction de voix presque totale, et notamment un jeune ecclésiastique, qui avait de la peine à se faire entendre, dont les testicules étaient atrophiés. J'ai été consulté par une dame, à raison d'une aphonie chronique, qui ne pouvait être attribuée qu'à un catarrhe utérin dont elle était atteinte.

Les douleurs pendant l'émission de l'urine ne prouvent point par elles-mêmes la présence d'un calcul dans la vessie ; mais si le malade se plaint en même temps de douleur ou de démangeaison à l'extrémité du gland, ce symptôme sympathique peut démontrer qu'il existe réellement un corps étranger dans la vessie. Les douleurs des lombes

2

peuvent aussi dépendre de plusieurs causes, et on n'est pas, par conséquent, en droit de juger, d'après ce symptôme, de l'existence d'une affection néphrétique; mais s'il se déclare des vomissemens sympathiques, le diagnostic devient moins incertain. La rétraction des testicules, ou même celle d'un seul, est aussi un signe caractéristique de la lésion des reins. Ce symptôme sympathique suppose de violentes inflammations ou des spasmes considérables, fixés sur ces organes : on en a des exemples dans la colique néphrétique, calculeuse, rhumatismale, inflammatoire ou nerveuse.

Les yeux présentent dans les maladies vermineuses des symptômes sympathiques, tels que l'immobilité et une dilatation remarquable de la pupille, qui peuvent indiquer l'existence de ces maladies. Plusieurs observateurs ont reconnu que les paupières imparfaitement fermées pendant le sommeil annoncent encore la présence des vers dans les intestins. Dans les fièvres muqueuses, l'enduit blanchâtre de la langue et les petits points rouges dont cet organe se trouve quelquefois tacheté, est aussi un signe de la présence des vers. On peut en dire autant des aphthes de la bouche, qui sont ordinairement sympathiques de la lésion du tube intestinal. Une douleur légère du nez, accompagnée de prurit, indique aussi l'existence

d'un foyer vermineux : *pruritus nasús jure me-*
ritòque frequens verminum index (1).

Les hémorragies nasales sont souvent sympathi.
ques d'affections chroniques du ventre, sur-tout
lorsqu'elles surviennent après l'adolescence. Hippocrate avait observé que quand les hémorragies
nasales tourmentent des personnes chez lesquelles
un teint fleuri et d'autres signes de pléthore ne
décèlent pas un besoin de cette évacuation, on doit
craindre que les organes épigastriques ne soient
malades. Les obstructions du ventre, principalement celles du foie et de la rate, fournissent
souvent les occasions de vérifier cette observation.

La chaleur et la rougeur des pommettes sont
souvent sympathiques d'une lésion des poumons.
C'est un signe non-moins surprenant par sa nature
que par la constance de son apparition dans tous
les cas d'irritation forte et d'inflammation des organes pulmonaires. Si l'une des pommettes est plus
rouge que l'autre, on peut présumer que c'est le
poumon de ce côté qui est spécialement ou même
exclusivement malade. Les pommettes deviennent
enflées, et acquièrent une blancheur livide dans
les œdématies et les épanchemens de la cavité tho-
rachique. La lividité des pommettes, à la suite de
la rougeur aiguë de ces parties, est un signe certain de la dégénération gangréneuse des poumons.

(1) Vandenhosch, *Histor. const. epidem.*

2*

L'infiltration du scrotum et des parties génitales
est un des symptômes de l'hydropisie essentielle de
poitrine, portée à un certain degré. Dans cette
espèce d'hydropisie, le scrotum s'infiltre avant les
extrémités, ce qui tient sans doute à la communi-
cation sympathique qui existe entre les organes de
la génération et ceux de la poitrine.

C'est sur la connaissance de la sympathie réciproque qui existe entre le conduit auditif et la région
dentaire, qu'est fondé le diagnostic de beaucoup
d'odontalgies et d'otalgies. On sait qu'il est des odontalgies qui n'ont leur cause que dans le conduit auditif. Hippocrate rapporte que l'enfant mâle d'Athé-
nas, ayant éprouvé des douleurs de dents sur le côté
gauche de la mâchoire inférieure et sur le côté
droit de la supérieure, eut une suppuration par
l'oreille droite dès l'instant que les douleurs de
dents cessèrent. *Athenadæ puero masculo doluit
à sinistrâ parte inferus dens, supernus à dextrâ;
huic auris dextra suppurata est, cùm non amplius
doluit (De morbis)*. Il est aussi des otalgies, c'est-
à-dire, des douleurs d'oreille, dont la cause ne réside
que sur les dents, et qui ne disparaissent qu'après
l'évulsion d'une ou de plusieurs dents malades.

Il existe une grande sympathie entre les glandes
salivaires et la glande pancréatique, à cause sans
doute de la similitude de leur structure et de leurs
fonctions. La connaissance de cette sympathie peut
nous expliquer comment il survient des ptyalismes

considérables à la suite de lésions de la glande
pancréatique, et *vice versâ*, comment l'excrétion
salivaire est considérablement diminuée dans les engorgemens, les obstructions pancréatiques. Une
femme, âgée d'environ cinquante ans, d'un tempérament lâche et humide, était porteuse d'une
légère tumeur sur la région épigastrique, et se
plaignait de douleurs constantes, fixées sur cette
région, vers l'orifice inférieur de l'estomac. Sa face
était pâle et livide; elle avait perdu l'appétit depuis
quelque temps, et lorsqu'elle prenait quelques
alimens, sur-tout solides, elle était obligée de les
rejeter peu de temps après qu'elle les avait avalés,
en sorte qu'elle était réduite à un état d'émacia-
tion extraordinaire. Diverses personnes appelées à
son secours avaient attribué sa dyspepsie à un squirre
du pylore. Consulté à mon tour sur cette étrange
maladie, j'examine attentivement tous les symptômes qu'elle présente, sans m'en laisser imposer par
l'autorité des personnes, d'ailleurs recommandables, qui avaient vu la malade avant moi. L'existence d'un squirre de l'orifice de l'estomac pouvait
bien être la cause de la dyspepsie, mais je ne pou-
vais concilier l'idée d'un squirre du pylore avec
celle de l'existence d'une tumeur assez molle sur
la région épigastrique. Cette tumeur, par sa posi-
tion, ne pouvait être non plus occasionée par
une hernie ombilicale. Après diverses questions
faites sur l'état de la santé antérieure, comparati-

vement avec l'état actuel de maladie , une circonstance, qu'on n'avait pas sans doute aperçue , ou
bien qu'on avait négligée , vint résoudre le pro-
blême qui m'embarrassait. Une diminution notable
de l'excrétion des glandes salivaires me fit concevoir
l'idée d'un engorgement pancréatique qui, étant le
centre vers lequel se portaient sympathiquement
tous les sucs nécessaires à la digestion , pouvait
être la cause de cette dyspepsie. La mort prochaine
de la malade vint confirmer la certitude de mon
diagnostic.

La connaissance de cette sympathie des glandes
salivaires avec la glande pancréatique aurait pu
m'être utile dans un autre cas à peu près semblable.
Un individu, âgé d'environ cinquante-quatre ans ,
fatigué de l'inutilité des remèdes de nos bonnes
femmes et de ceux de nos sorciers, aussi en vogue
les uns que les autres chez le peuple ignorant, vint
me trouver, se plaignant d'une espèce de pesanteur
au-dessous de l'estomac et d'une douleur qui était
ordinairement suivie du vomissement , dès qu'il
avait pris quelque nourriture solide. Son visage était
pâle, livide et décharné; tous ses membres étaient
devenus grêles; son ventre seul présentait une certaine rotondité qui contrastait avec l'extrême éma-
ciation de tout son corps. Je fus d'abord, je l'avoue,
fort embarrassé sur le parti que je devais prendre.
D'un côté, j'avais à rétablir des forces presque
épuisées à cause de la dyspepsie qui empêchait leur

réparation; d'un autre côté, j'avais à m'opposer aux progrès d'une hydropisie abdominale. Je me borne les premiers jours à prescrire quelques boissons apéritives et un régime analeptique assez léger, ayant recommandé sur-tout de manger peu et souvent, et toujours loin des approches du sommeil. Ce régime parut convenir. Le malade sentit bientôt qu'il lui était bien plus avantageux de prendre moins d'alimens et de les digérer, que d'en prendre en plus grande quantité sans pouvoir les garder. Le mieux continuait depuis quelque temps, et chaque jour, il venait me témoigner son contentement, en m'apprenant qu'il avait fait tranquillement sa digestion, lorsqu'enfin, il m'envoie chercher en toute hâte, pour me rendre témoin du retour de sa maladie. Je le trouve dans des angoisses terribles, et rendant de pleines gorgées de salive, qui précédaient le vomissement de quelques matières à peine altérées. Ces gorgées de salive me surprirent. On me dit qu'elles étaient les avant-coureurs ordinaires de ses vomissemens. Il ne m'en fallut pas davantage pour me faire naître des doutes sur la prétendue cause de cette dyspepsie, que bien des personnes attribuaient à un squirre du pylore. La connaissance de la sympathie bien avérée des glandes salivaires avec la glande pancréatique, me donna l'idée d'un engorgement du pancréas, engorgement qui n'était point sensible à l'extérieur, à raison de la tuméfaction générale du ventre, mais qui m'était indiqué par

2***

les douleurs que le malade ressentait vers la région épigastrique, et par l'excrétion ordinairement rare de la salive, mais extraordinairement augmentée, lorsque les organes épigastriques éprouvaient les fortes secousses que déterminait le vomissement. Je proposai d'attaquer la maladie à sa source, c'est-à-dire, de résoudre cet engorgement par divers moyens, et sur-tout par les sialagogues, espérant que l'augmentation du flux salivaire pourrait être un excellent révulsif de la fluxion pancréatique, lorsque le malade se livra entre les mains d'un charlatan qui eut l'adresse, non pas de le soulager ni de le guérir, mais de lui soutirer beaucoup d'argent. La mort du malade, survenue trois mois après, m'a fourni l'occasion de confirmer, par l'autopsie cadavérique, la vérité de mon diagnostic.

La stimulation de l'extrémité du canal cholé_doque, causée par le passage des alimens dans le duodénum, se répète sympathiquement sur l'organe sécréteur de la bile, et augmente singulièrement l'écoulement de cette humeur nécessaire à la digestion. Ce qu'il y a de certain aussi, c'est qu'une irritation du duodénum donne même lieu au développement de diverses affections bilieuses. L'ictère est, par exemple, très-fréquemment l'effet d'une irritation lente de cet intestin ; il est d'observation qu'alors les antiphlogistiques, la diète, *etc.* sont plus efficaces que les purgatifs les plus vantés. La connaissance de cette sympathie, en nous faisant remonter à la véritable cause de ces maladies ; a cela encore d'utile qu'elle nous tient toujours en garde contre l'emploi de tous les moyens qui, en irritant le duodénum, pourraient rendre ces maladies plus graves.

Il n'est pas de sympathie plus généralement observée que celle qui unit l'estomac et l'intestin grêle aux extrémités : dans toutes les gastro-entérites, même légères, il existe un sentiment de fatigue dans les muscles, et des douleurs contusives, souvent très-violentes, dans les articulations, qui sont, pour l'homme de l'art instruit, un nouveau symptôme caractéristique de ces maladies.

Les affections spasmodiques et convulsives dépendent fréquemment des sympathies. Lorsque l'épilepsie, par exemple, est sympathique de la présence des matières bilieuses dans les premières voies, la saleté de la langue et la céphalalgie sus-orbitaire en précèdent l'accès. Kœmpf a prétendu que, lorsque l'épilepsie est sympathique d'un état d'éréthisme ou d'irritation des organes de la génération, le testicule éprouve un mouvement sympathique de rotation pendant l'attaque ; lorsqu'elle est déterminée par la présence des vers, elle est ordinairement annoncée par un prurit au nez, l'immobilité ou la dilatation de la pupille, *etc.* Si ces symptômes sympathiques ne se présentent pas, il arrive souvent qu'on méconnaît cette cause ; la maladie résiste alors à tous les remèdes antispasmodiques, pour céder quelquefois à l'administration hasardée d'un vermifuge.

Si la connaissance des sympathies offre de grands avantages pour le diagnostic des maladies simples ou élémentaires, son utilité n'est pas moins grande pour celui des maladies compliquées.

Supposons qu'un malade se présente avec des symptômes de nature si différente qu'on ne puisse les rapporter à la lésion d'un seul organe, comme, par exemple, avec céphalalgie sus-orbitaire, enduit blanchâtre de la langue et rougeur plus ou moins vive de ses bords, chaleur intense de la peau, soif ardente, vomissement de matières jaunâtres, douleur aigüe sur les parois de la cavité thoracique, respiration difficile et laborieuse, oppression forte, *etc.*, par l'application de l'analyse à cette maladie, on y découvre la coëxistence de deux affections élémentaires. La difficulté de respirer, la douleur de côté, l'oppression, annoncent d'abord une lésion des organes pulmonaires ; la soif vive, la rougeur des bords de la langue, la chaleur de la peau, les vomissemens indiquent une affection gastrique. Il en est de même de l'enduit de la langue. La céphalalgie, à raison des rapports sympathiques que l'estomac entretient avec le cerveau, est aussi un symptôme de la même lésion.

Un jardinier, âgé de vingt-cinq ans, d'un tempérament bilieux et sanguin, après avoir été exposé à la pluie et aux changemens subits de l'atmosphère, vers la fin de l'hiver, éprouve un sentiment de froid, puis des horripilations de plus en plus croissantes, bientôt après, chaleur vive, débilité, cardialgie, nausées, douleur pongitive au côté droit, un peu au-dessous de la glande mammaire. Le lendemain il est transporté à l'Hôtel-Dieu de Montpellier ; soumis à mon observation, il me présenta les symptômes suivans : gêne de la respiration et accroissement de la douleur du côté droit de la poitrine, céphalalgie frontale, face rouge et animée, bouche amère, langue blanchâtre et rouge autour de sa pointe et sur ses parties latérales, expectoration de matières jaunâtres, mêlées de quelques filets de sang, rapports nidoreux, vomituritions, chaleur brûlante à l'épigastre, sentiment de pesanteur et de tension dans l'estomac, abdomen douloureux, pouls plein, fréquent et d'une dureté remarquable. La nuit fut très-agitée, insomnie ; le troisième jour, même intensité de symptômes. D'abord, prescription d'une abondante boisson d'une eau d'orge oximélée et acidulée, et d'une émission sanguine au bras gauche. Le soir, application de douze sangsues sur le côté droit de la poitrine. Le lendemain, même boisson, deux grains de tartrate antimonié de potasse dans quatre verres d'eau tiède, et julep tempérant pour la nuit. Vomissemens de matières jaunes verdâtres ; bientôt après, mieux sensible, douce moiteur de la peau, bouche moins amère, coloration des bords de la langue plus faible, respiration moins gênée. En revenant attentivement sur les symptômes que présentait ce malade, on y découvre facilement l'existence de deux élémens, une lésion des organes pulmonaires et un embarras gastrique.

Une femme, âgée de trente-huit ans, d'un tempérament lymphatique, en proie à tous les chagrins et au mauvais régime qu'entraîne l'indigence, se plaignait de douleurs vers la région ombilicale, dont l'intensité augmentait dans certains momens. Elle éprouvait des nausées, des vomissemens, des lassitudes vers les lombes et aux articulations des extrémités inférieures, et présentait tous les signes d'une débilité générale. Elle était depuis quelque temps dans cet état, lorsque je la vis pour la première fois. Voici les symptômes qu'elle m'offrit : figure pâle et abattue, les yeux faibles et languissans, la pupille fixe et considérablement dilatée, céphalalgie fréquente et très-intense, bouche remplie de salive et couverte de quelques aphthes, langue blanchâtre, haleine acide, prurit insupportable aux narines, respiration gênée, toux sèche et convulsive, palpitations, syncopes assez fréquentes, pouls faible, tantôt lent, tantôt fréquent, intermittent ; dégoût, soif considérable, grincement des dents, nausées, vomissemens de quelques glaires, tuméfaction du ventre, déjections alvines, tantôt rares, tantôt fréquentes, douleurs vagues dans l'abdomen, lassitudes des extrémités inférieures,

sommeil toujours inquiet et agité. On sent que ,
pour parvenir au diagnostic d'une maladie si compliquée , on a besoin de se servir de la méthode
analytique. La céphalalgie sus-orbitaire, les nausées,
le dégoût , la saleté de la langue , les déjections alvines annonçaient une lésion des voies digestives ,
un embarras gastrique; on reconnaissait un élément vermineux , à la fixité et à la dilatation de
la pupille, au prurit autour des narines , à la gêne
de la respiration , à la toux , aux syncopes, aux
palpitations , à l'intermittence et à l'irrégularité
du pouls , aux glaires *rendues* par les vomituritions et par l'anus, aux aphthes de la bouche , à
l'agitation du sommeil , *etc.* Tous ces symptômes,
la plupart sympathiques , accompagnent ordinairement l'état vermineux. La constitution de la malade , la nature des causes de la maladie , la faiblesse et la lenteur du pouls , ainsi qu'un grand
nombre d'autres circonstances , annonçaient une
grande prostration des forces, l'adynamie; une fois
parvenu au diagnostic de cette triple maladie , le
traitement en découlait naturellement. Trois indications majeures étaient à remplir : 1.º combattre
la lésion des voies digestives à l'aide des antimo-
niaux à titre d'émétique; 2.º détruire l'élément
vermineux au moyen des évacuans, tels que la
rhubarbe ou le jalap associé avec l'hydroclhorate
d'ammoniaque , les préparations d'étain, le cam-
phre , l'assa-foetida , l'éther sulfurique , *etc.*.. , 3.º

rétablir les forces épuisées , à l'aide des amers , tels que le quinquina, l'arnica et les teintures alcooliques , qui convenaient à la fois et comme toniques et comme anthelmintiques.

§ I I I.

C'est faute de connaître les sympathies , que tant de prétendus guérisseurs ne savent point apprécier tous les symptômes des maladies ; ils regardent tous leurs effets sensibles comme des maladies essentielles ; ils ignorent qu'ils dépendent souvent de la lésion sympathique d'une partie quelquefois bien éloignée de celle où ils se manifestent : aussi, sans s'embarrasser de l'affection qu'ils ont à combattre , ni de son siége , ni de sa nature ; sans se mettre en peine de remonter à la cause de ces phénomènes, ils appliquent des remèdes partout où ils voient des symptômes. Ils sont bien loin de savoir que, la cause de la maladie enlevée , tous ses divers effets disparaissent : *sublatâ causâ tollitur effectus.* Ces idées ne sont jamais entrées dans leur cerveau. On ne peut concevoir comment l'art de guérir , dont l'exercice , au rapport d'Hippocrate, exige tant de connaissances, et sur-tout tant de sagacité et de droiture dans le jugement, soit si souvent aujourd'hui le partage de la plus profonde ignorance et du charlatanisme le plus grossier (1).

(1) Dans l'intérêt de la société , comme dans les intérêts de la médecine , il serait temps enfin d'établir une discipline dont le besoin se fait sentir plus que jamais, et sans laquelle l'art le plus

Un de nos barbiers qui exercent ouvertement la médecine, est appelé auprès d'une jeune fille, âgée d'environ sept à huit ans, qui était malade depuis quelques jours. Cette enfant était tombée tout à coup dans un état profond de tristesse et d'inquiétude qui contrastait avec sa gaîté naturelle. Elle avait perdu l'appétit; son ventre était douloureux; elle éprouvait des défaillances et des syncopes fréquentes; son sommeil était très-inquiet, son œil restait fixe et immobile; elle portait toujours ses mains au nez pour le frotter. Dans cette maladie si bien caractérisée, notre Esculape ne voyait qu'une prétendue faiblesse, et par conséquent il prodiguait les toniques, c'est-à-dire, son remède favori, la bonne thériaque. Pour lui, le prurit du nez, l'immobilité de la pupille, les syncopes, la tristesse inaccoutumée n'avaient aucune signification. N'ayant pas vu de vers mêlés dans les déjections, il ne se doutait même pas que ce fût une maladie vermineuse, parce qu'il ignorait la valeur de ces symptômes sympathiques. Cependant le mal empirait; le sommeil ne fermait plus les paupières; l'embonpoint diminuait tous les jours; l'appétit ne se rétablissait pas. Notre guérisseur, embarrassé, conseille d'envoyer l'enfant chez des parens éloignés, faisant espérer

---

salutaire peut devenir le plus dangereux; discipline dont jouissent plusieurs professions, dans lesquelles les abus ont moins de danger; puisque ces professions n'intéressent pas, comme la médecine, la vie des hommes.

que l'exercice et la distraction que lui procurerait ce voyage, la retireraient de cet état profond de tristesse, qui était la cause, disait-il, de ses maux. La jeune malade part, mais elle ne tarda pas à revenir; elle dépérissait à vue d'œil; un état de maigreur extraordinaire avait remplacé ses chairs fermes et arrondies. Ses extrémités sur-tout étaient devenues si grêles, qu'on pouvait dire que la peau seule en recouvrait les os. Son ventre, au contraire, était tuméfié, sa bouche toujours remplie de glaires extrêmement acides. Appelé de nouveau, notre barbier n'y voit pas plus clair qu'auparavant; il déclare cependant d'un ton magistral que cette maladie devait dépendre d'un *vice du sang* (je répète ses propres expressions, car je ne sais ce qu'il entendait par là), et, en conséquence, il juge la saignée nécessaire. La pauvre malade tombe dans une défaillance pendant l'opération; le sang coule à peine; une seconde saignée est proposée pour le lendemain. Les parens, effrayés alors de l'état de la malade et des moyens violens qu'on mettait en usage, se décident enfin à demander d'autres secours, et s'opposent à cette seconde opération, jusqu'à ce qu'un médecin l'ait jugée réellement nécessaire. Je suis appelé; on me présente un être à peine vivant, ou plutôt un cadavre. On distinguait encore les symptômes vraiment caractéristiques de la maladie. Cette enfant éprouvait en outre des angoisses pénibles, des vomituritions fréquentes;

son

son estomac rejetait tout ce qu'elle avalait; son ventre était ballonné et très-douloureux ; jamais de selles ; ses forces étaient épuisées , l'abattement était extrême. Je ne puis m'empêcher de déplorer le sort malheureux de cet enfant, victime de l'ignorance la plus grossière. Cependant je m'empresse de lui porter tous les secours que l'art pouvait m'offrir dans une circonstance aussi désespérée. J'administre un léger émétique , qui lui fait rendre une gorgée de vers; je couvre l'abdomen d'onctions huileuses , de cataplasmes émolliens , pour diminuer l'irritation et favoriser les déjections alvines ; je prescris, soit en lavemens, soit en potions , l'huile de ricin , ainsi que d'autres évacuans antivermineux. Mais, efforts tardifs ! moyens infructueux ! sa perte était alors inévitable.

On voit bien que, dans ce cas , la connaissance des sympathies eût été nécessaire pour s'élever au diagnostic de la maladie. Ignorant la nature des symptômes qu'on avait sous les yeux , on n'a pu apprécier leur valeur; la maladie a été méconnue, et le hasard seul a présidé aux opérations qu'on a proposées pour la combattre. Il eût été si facile de mettre fin à cette affection vermineuse, et de s'opposer à ses ravages , avant qu'elle n'eût fait tant de progrès effrayans , si on eût connu la signification de ses symptômes sympathiques ! alors l'emploi de quelques vermifuges, en détruisant la cause véritable de l'affection, aurait arraché à la mort une

3

de ses victimes , et procuré à l'art un triomphe de plus.

S'il est vrai que l'étude approfondie des maladies offre tant et de si grandes difficultés; s'il est vrai que le médecin le plus éclairé peut se tromper dans le cours de sa pratique , comment rencontre-t-on chaque jour et à chaque pas des personnes qui se croient suffisamment instruites pour donner des conseils aux malades , pour raisonner sur la nature de leurs maladies , et pour prescrire des remèdes ?

Sans doute un sentiment naturel nous porte à compatir aux maux de l'homme souffrant , à nous rapprocher de son lit de douleur , à nous informer de la nature de ses souffrances, à chercher un remède qui puisse les guérir et les soulager. Par quel charme puissant la médecine ne nous attire-t-elle pas aussi, lorsqu'on ne voit dans sa pratique autre chose que le pouvoir bienfaisant de ramener à la vie ! « Le médecin , arrêtant sur les bords de la tombe les pas d'un être défaillant, n'est-il pas la vive image de ces êtres supérieurs que l'imagination se représente, portant sur la terre les messages propices de la divinité ? Une famille éplorée, des amis, frappés souvent d'une consternation plus profonde encore , vous redemandent l'objet de leurs affections, vous le rendez à tant de vœux réunis : n'êtes-vous pas à leurs yeux un Dieu favorable ? Quand vous renouez la trame du bonheur, pour deux êtres nécessaires l'un à l'autre, et près de se séparer pour toujours, ce n'est pas seulement la vie de celui qui ressuscite par vos soins, dont vous rallumez le flambeau ; ce sont deux couronnes civiques que vous méritez à la fois ».

Ces sentimens, si heureusement exprimés par le célèbre Sénateur Cabanis, favorisent merveilleusement l'illusion dans laquelle sont entraînées les ames sensibles, portées avec tant d'abandon vers tout ce qui présente les apparences du bien.

Cependant la médecine ne peut être l'apanage du commun des hommes. Un vain catalogue de maladies et de remèdes, de vagues préceptes, de dangéreuses formules ne constituent pas cette belle science. Elle n'existe pas dans certains livres de médecine populaire. Elle est dans la connaissance de l'homme tout entier, de l'homme physique et moral, de l'homme sain et malade. Pour arriver aux connaissances nombreuses et variées qu'elle exige, *la vie est courte* (1) Sa durée ordinaire ne suffit pas à l'homme le plus intelligent et le plus laborieux. Celui-là même, qui a consacré tous ses instans, et consumé ses veilles dans l'étude et la pratique, arrive souvent au terme de sa carrière sans avoir acquis tout le jugement et l'expérience nécessaire.

La nature humaine, comme l'a dit M. Barthez, ne peut se manifester pleinement par aucune de ses faces qu'à celui qui possède le système entier des

---

(1) Vita brevis. Hip. aphorism. I sect. idem, ars longa.

connaissances de l'art de guérir. En vain , donc, on a voulu réduire la médecine à quelques élémens; en vain on a tenté de la rendre populaire. Cette science , la plus noble par l'objet et le but de ses travaux, sera toujours la plus difficile à mettre à la portée du peuple , parce que son étendue est immense et ses difficultés sans nombre. Réservée pour les seuls hommes capables d'en approfondir les mystères , elle ne peut être abandonnée à l'aveugle empirisme du commérage.

SECONDE PARTIE.

DE L'UTILITÉ DE LA CONNAISSANCE DES SYMPATHIES
POUR LE PRONOSTIC DES MALADIES.

§ I.

Pour tirer un juste pronostic sur les diverses
maladies, comme pour les traiter convenablement,
il est d'abord essentiel de bien connaître tout ce
qui a rapport à leurs solutions spontanées. On
sait que, préparer et effectuer telle ou telle évacuation, tel ou tel dépôt ou éruption, sont les
moyens dont la nature se sert tous les jours sous
nos yeux pour opérer la guérison des maladies. La
connaissance des sympathies peut souvent nous faire
prévoir sur quels organes se porteront les mouvemens de la nature pour évacuer le produit de ses
efforts médicateurs, et ce qu'on doit craindre ou
espérer du résultat de ses opérations.

Dans certaines affections hépatiques, dans l'inflammation du foie, par exemple, lorsqu'on observe quelques mouvemens de la nature vers les
parties supérieures, la connaissance de la sympathie particulière qui existe entre le foie et la
narine droite, peut nous faire annoncer d'avance
l'apparition d'une hémorragie nasale critique. On

3*ᴿ

sait que Galien s'attira à Rome une grande célé-
brité en prédisant à un jeune homme une hémorragie du nez qui devait être l'issue de sa maladie.

Les affections des poumons se jugent souvent
par des dépôts à l'aisselle et aux extrémités inférieures. La connaissance de la sympathie qui existe
entre les organes de la respiration et les extrémités, peut nous faire espérer quelquefois, dans
les maladies pulmonaires, et sur-tout dans la phthisie,
l'apparition favorable de ces dépôts critiques. Hippocrate avait déjà observé que le pronostic des tumeurs ou des abcès qui se jetent sur les extrémités
inférieures dans les violentes pulmonies, était toujours d'un bon augure : *Abcessus qui per vehe-
mentes et periculosas pulmonias in crura erum-
punt, omnes quidem utiles sunt.* On peut en dire
de même des tumeurs qui surviennent sur les organes de la génération. L'engorgement, la tuméfaction des testicules fait souvent cesser les toux les
plus invétérées. On trouve dans le premier livre
des Epidémies d'Hippocrate l'indication de cet important résultat de l'observation clinique : *Multos
eorum quos tussis fatigabat alterius aut utriusque
testiculi inflammationem incurrisse.*

C'est à cause de la même sympathie que le développement de la puberté, tant chez les femmes
que chez les hommes, sert souvent de crise à
des dispositions plus ou moins fortes à la phthisie
pulmonaire. La difficulté dans l'excrétion mens-

truelle peut aussi elle seule annoncer que la pulmonie est imminente chez les filles qui ont une
aptitude héréditaire à cette maladie. Jamais pronostic ne fut moins susceptible d'erreur. Dès que
les règles ne peuvent s'établir, il faut alors s'attendre à des hémoptysies considérables, à la formation rapide des tubercules, à la fièvre lente, suivie
de tous les symptômes qui caractérisent la phthisie
pulmonaire. Aussi l'époque de la première éruption
des règles est souvent un terme décisif pour hâter
ou retarder la marche de la tendance pulmonique,

§ I I.

Le pronostic des affections sympathiques est en
général favorable. On voit presque toujours ces
affections sympathiques disparaître dès que l'affection de l'organe dont elles dépendent est détruite.
La difficulté de respirer, accompagnée d'une suf-
focation menaçante, qui est toujours, dans les
maladies de l'appareil respiratoire, un signe des
plus graves, a une signification bien différente
lorsqu'elle n'est que sympathique. Chez les personnes hystériques, par exemple, elle dépend d'une
affection nerveuse de l'utérus, et cesse avec elle ;
aussi n'entraîne-t-elle aucun danger. Lorsque la
raucité de la voix est sympathique d'une grossesse,
elle n'offre rien de bien sérieux, elle se dissipe assez
ordinairement d'elle-même à l'époque de l'accouchement. M. le docteur Double a vu l'aphonie se

3***

manifester vingt-quatre heures après l'accouchement, et ne se dissiper qu'à la grossesse suivante.
Il n'est pas rare de voir l'extinction de la voix se
présenter aussi comme un symptôme sympathique
des violens accès d'hystérie. On remarque que,
dans ces cas, tant que l'aphonie persiste, l'attaque
n'est point entièrement terminée, et on doit craindre
de nouveaux retours.

Les symptômes ou affections sympatiques qui
se présentent dans les maladies ataxiques, sont,
au contraire, d'un pronostic d'autant plus fâcheux,
qu'ils annoncent toujours un désordre considérable
dans le système entier des forces de l'économie.

§ III.

Plus un organe ou un appareil d'organes est
noble et important, c'est-à-dire, plus il a de sympathies avec le système entier des forces de la vie,
plus sa lésion offre d'intérêt, plus aussi le pronostic
qu'on en tire doit être fâcheux. *Quò pars aliqua
præstantior est, eò illius signa graviora* (1). Aussi
les lésions du cerveau sont toujours d'un pronostic
funeste; les contusions, les plaies de la tête, les
dépôts dans le cerveau peuvent entraîner la mort.
On a vu cependant une lésion lente du cerveau
détruire une grande partie de cet organe, sans que
le reste de l'économie s'en ressentît ; mais il est
d'observation générale que lorsque cet organe est

---

(1) Vallesius, *Commentaria in pronostic. Hipp.*, pag. 45.

profondément et subitement affecté , aussitôt tout
s'ébranle, tout se bouleverse , et ce désordre est
bientôt suivi de la perte de l'individu.

Lorsqu'une maladie se transporte , par voie de
sympathie , d'un organe sur un autre plus important , avec lequel celui-ci est lié, le pronostic de
ce déplacement de la maladie est toujours d'un
mauvais augure. Ainsi la disparition subite et spontanée de l'hydrocèle , donnant lieu à une hydropisie
de poitrine, est toujours dangereuse. L'œdème des
extrémités inférieures qui survient après la grossesse , se portant sur la poitrine et occasionant
l'engorgement de la cavité thoracique , n'est pas
moins redoutable. L'inflammation du cerveau ou de
ses enveloppes , sympathique d'une inflammation
de la poitrine, est mortelle. *A peripneumoniâ phre-
nitis malum* (1). Le déplacement ou le transport des
humeurs goutteuses et rhumatismales , qui produit
l'apoplexie , l'esquinancie , l'inflammation de poitrine ou du bas-ventre , est ordinairement suivi de
la mort prompte , à moins que l'art ou la nature
ne réussissent à rappeler ces humeurs sur les organes d'où elles s'étaient déplacées.

La connaissance des sympathies étroites que
certains organes entretiennent avec le système entier
des forces de la vie , est souvent utile au médecin
légiste , pour fixer le degré de gravité des blessures
de tel ou tel organe de l'économie. Si un homme

(1) Hisp. *Aphoris.* XII ; *s.* 7.

mourait, par exemple, à la suite d'une forte contusion à l'épigastre, lors même que l'estomac ne
présenterait point de rupture ni d'inflammation,
on pourrait être forcé, dans certains cas, à regarder
la contusion comme la cause efficiente de cette
mort (1). Lorsqu'on sait que l'estomac entretient
des sympathies si grandes avec tout le reste de l'économie, qu'il est un des viscères les plus riches en nerfs
spécialement consacrés à l'exercice de la vie, et que
la région épigastrique est le siége du plexus solaire
et du ganglion sémilunaire, on n'est pas surpris
qu'un coup donné sur cette région, chez une personne délicate et sensible, ait pu occasioner une mort
très-prompte, sans même laisser d'autres traces de
lésion qu'une sorte de flétrissure à l'estomac et aux
autres organes de cette région.

Les lésions des articulations, organes qui ont
de si grandes sympathies avec le reste de l'économie, sont toujours accompagnées de beaucoup de
danger. On voit souvent des convulsions terribles,
la mort même en être la suite.

Le consensus établi entre les organes de la génération et les diverses parties du corps, rend les
blessures de ces organes très-dangereuses aussi. On
a plusieurs faits qui prouvent que l'inflammation des
testicules, par suite d'une violente contusion, peut
devenir mortelle. Les blessures de la matrice sont
aussi très-graves. Elles donnent lieu, non-seulement

(1) Voyez M. Fodéré, médecine légale.

à des hemorragies effrayantes et à l'avortement, lorsque ce viscère est rempli, mais encore à des convulsions et à des syncopes sympathiques, dans lesquelles la malade ne tarde pas à succomber. Cependant, les diverses affections hystériques dépendantes d'une névrose des organes de la génération, quelque bizarres et incohérentes qu'elles soient, n'entraînent pas, en général, un pronostic aussi fâcheux. Soumises aux périodes menstruelles, elles disparaissent ordinairement aux diverses phases de cette fonction.

Les organes de la respiration exercent une influence bien marquée sur le système entier des forces de l'économie ; aussi les signes déduits des fonctions de ces organes sont-ils des plus importans. Ces signes, fournis par la respiration, sont plus nombreux et même plus certains que ceux du pouls. *Cùm ambiguus sit tibi pulsus et contractio ipsius, scias ex anhelitu.* Les altérations de la respiration sont bien autrement sensibles que celles de la circulation ; elles sont plus durables, et nous avons des moyens plus sûrs de les saisir et de les apprécier. Les signes qui dérivent de la respiration, indiquent bien plus la lésion générale des facultés vitales que la lésion même de l'organe pulmonaire ; ils se rapportent bien plus à l'issue présumable des maladies qu'à l'ensemble des caractères qui en constatent la nature. Hippocrate a exprimé dans ses Coaques toute l'importance qu'il avait reconnue à

l'étude de la respiration. Après avoir présenté l'ensemble des signes fâcheux qui se lient aux altérations de cette fonction, il ajoute : *Facilè autem
spirare , valdè magnum ad salutem momentum
existimandum cùm in omnibus morbis acutis ,
quibus febris conjuncta est, tùm in his qui intrà
dies quadraginta judicantur.* Il est rare que le
père de la médecine, dans les observations particulières des maladies qu'il nous a transmises, ait
négligé de noter l'état de la respiration.

TROISIÈME PARTIE.

DE L'UTILITÉ DE LA CONNAISSANCE DES SYMPATHIES
DANS LE TRAITEMENT DES MALADIES.

§ I.

Si la connaissance des sympathies est souvent la clef du diagnostic des maladies ; elle est par-conséquent celle de la thérapeutique. C'est, en effet, dans le traitement des maladies, dans cette partie de la médecine la plus importante, celle qui conduit le plus directement au but auquel tendent tous les efforts du praticien, que la connaissance des sympathies est de la plus grande utilité. Elle est non-seulement avantageuse pour établir et remplir quelques indications ; mais encore elle est une source féconde de méthodes thérapeutiques.

Les symptômes, comme on sait, sont aperçus par le vulgaire comme par le médecin instruit ; mais les signes ne peuvent l'être que par ce dernier. Hippocrate, qui reprochait aux médecins de Gnide de trop s'attacher aux symptômes, dit que leur science se bornait à observer assidûment, et d'une manière superficielle, tout ce qui arrivait dans une maladie, sans se donner la peine d'en tirer les connaissances nécessaires et naturelles. Celui qui ne s'arrête qu'aux symptômes des maladies, et pour qui les symptômes sont des signes, est nécessairement conduit à une thérapeutique symptomatique. Je ne signalerai point les dangers et les inconvéniens d'une semblable pratique. Le moindre serait sans doute sa nullité; mais malheureusement ceux qui font la médecine des symptômes, sont les plus agissans et les plus audacieux parmi les prétendus guérisseurs.

Que penser de ces grossiers empiriques, de ces gouffres de drogues, qui ont toujours dans leur manche une formule pour chaque symptôme? quelle incertitude dans leur conduite! voyez un de ces médicastres devant un malade qui présente des symptômes dans plusieurs parties différentes : ignorant les diverses communications des organes et ne sachant d'où peut dériver cette série de maux, il vous dira que la maladie est très-compliquée, tandis que ce sera peut-être un seul organe affecté, qui par ses diverses liaisons sympatiques, associe plusieurs autres organes à son affection et cause tout ce désordre. Ne trouvant pas de remède qui puisse suffire à tant d'indications, il attaquera les symptômes principaux en opposant, par exemple, les céphaliques à la douleur de tête, les stomachiques aux lésions de l'estomac, les rafraîchissans à la chaleur, etc. etc. *Illa ferrago medicamentorum,* a dit Rega, *videtur irrupisse in artem medendi tanto cùm artis nostræ dedecore, cùm sæpiùs unico et simplici remedio ad partem primitùs affectam directo, funditùs curari possint symptomata, dùm scilicet ab unâ eâdemque causâ dependent* (1).

A combien d'erreurs dangereuses est exposé celui à qui la connaissance des sympathies des organes est étrangère! il ne peut apprécier la valeur des divers symptômes des maladies. Embarrassé pour le diagnostic, il ne peut porter qu'un faux pronostic. Sa marche n'est pas plus sûre dans le traitement. Il trouve souvent des indications, tandis qu'il n'y en a point ou qu'elles sont contraires. On peut dire de lui ce que disait d'Alembert d'un empirique : « il s'avance comme un aveugle un bâton à la main. » Si le bâton tombe sur la maladie, il la détruit ; » mais s'il tombe sur le malade, il le tue (2). »

Lorsqu'armé de la connaissance des sympathies, on fait la distinction essentielle des symptômes sympathiques d'avec ceux qui sont propres ou constitutifs des maladies; on commet rarement l'erreur dans laquelle les grands médecins nous avertissent de ne pas tomber, en nous disant qu'il faut bien prendre garde de ne pas appliquer les remèdes sur les parties du corps qui ne souffrent que par sympathie.

Une affection sympathique n'est pas une maladie essentielle, puisqu'elle refuse de céder aux moyens

(1) Rega, *de consensu partium corporis humani.*
(2) Mélanges de littérature et de philosophie.

employés contre elle. Le vomissement sympathique qui survient dans la colique néphrétique ne fait que la compliquer et ne procure aucun soulagement. Aussi le célèbre Barthez a-t-il dit que c'est une bien fausse vue, suivie par Pitcarnn et par d'autres, de donner un vomitif dans cette maladie pour aider ou pour imiter un mouvement naturel. Le vomissement n'est pas dans l'ordre des mouvemens qui peuvent opérer une terminaison salutaire de l'inflammation des reins. On peut en dire de même de celui dont s'accompagnent souvent les hernies intestinales. Duret a aussi bien reconnu que les symptômes sympathiques ne procurent jamais la guérison des maladies. *Nullam enim quæ per sympathiam accidunt symptomata curationem afferunt primogeniorum morborum.*

S'il est, en général, inutile d'attaquer les affections sympathiques, parce qu'elles renaissent toujours lorsque la cause dont elles dépendent n'a pas été détruite; il est même des cas où il est très-dangereux d'employer des moyens contre elles. On sait que la douleur de tête, le vertige, l'amertume de la bouche, l'aversion pour les alimens sont les symptômes ordinaires qui nous annoncent l'existence d'un embarras gastrique, qui se termine par le vomissement naturel, ou procuré à l'aide de l'émétique. Mais lorsque cet embarras gastrique ou bien la phlegmasie de l'estomac, qui peut revêtir la forme d'un embarras gastrique, n'est elle-même qu'une affection sympathique

sympathique d'une fluxion goutteuse des articulations, comme il arrive fréquemment dès l'invasion
ou même pendant la période d'imminence des accès
violens de goutte, on doit bien se garder de donner
l'émétique. Dans ce cas, il peut devenir promptement
mortel. Dans une pension dont je suis le médecin,
dit M. le Docteur Double, une Dame de classe est
prise de douleurs violentes aux articulations méta-
tarsiennes et de symptômes d'embarras gastrique
bien prononcés. Sa mère vint la voir avec son
médecin qui ordonna l'émétique pour le lendemain.
Je fus demandé par la maîtresse de pension pour
visiter la malade. Je m'opposai à l'administration
de l'émétique et j'en spécifiai tous les dangers. Le
lendemain la mère emmena sa fille chez elle, l'émétique fut administré; la malade mourut dans les
vingt-quatre heures (1). L'émétique donné à des
personnes sujettes à des fluxions hémorroïdaires ou
à des femmes qui éprouvent la suppression de leurs
menstrues, peut décider dans certaines circonstances
non-seulement des suffocations de poitrine, une
hémoptysie, mais, ce qui est pire, il peut avoir
pour effet de substituer l'estomac ou la poitrine à
des organes moins essentiels, par lesquels se feraient
des flux de sang périodiques.

C'est un précepte établi par Hippocrate et observé
par tous les praticiens recommandables de diriger
toujours les premiers moyens de guérison vers le

---

(1) Double, séméiologie générale.

siége primitif des maladies : *ad primam mali cau-*
sam , ad causæ occasionem et primordia deve-
niendum. Un des plus grands obstacles qui s'opposent à l'heureux traitement des maladies est
l'ignorance où l'on est souvent du foyer du mal qu'il
importe de connaître. Celse ne craint pas d'avancer
que si on peut remonter à l'origine primitive des
maladies, on obtiendra toujours dans leur traitement un résultat favorable : *eum curaturum quem*
prima origo causæ non fefellerit. C'est à sa racine
qu'il faut attaquer une maladie, si on veut en détruire entièrement les effets. *Quemadmodùm,* dit
Rega, *est securis ad arboris radicem admovenda,*
si velis totam eradicare arborem, medicamen-
torum securis ad radicem mali applicanda est, si
mala omnia funditùs eradicare cupis, ut causá
ablatá, fructus omnes emarcescant. Envain atta-
querait-on l'affection la plus apparente, les symptômes les plus sensibles ; la maladie essentielle ,
n'étant point détruite, les fera renaître. La présence
des vers dans le tube intestinal produit-elle , par
exemple, des convulsions, on aura beau donner des
calmans , des nervins, des antispasmodiques ; les
convulsions seront toujours renouvelées, jusqu'à ce
que le foyer vermineux dont elles dépendent ait été
enlevé. Si on n'attaque pas la maladie à son foyer ,
non-seulement elle persiste toujours , mais elle
augmente ses ravages et devient beaucoup plus
grave. On perd un temps précieux durant lequel la

maladie devient plus intense, et la nature contrariée perd de plus en plus les moyens d'opérer la guérison.

Pour remonter à l'origine primitive des maladies, le médecin doit chercher soigneusement à établir si la maladie qu'il a à traiter, tient à une lésion propre de l'organe qui souffre, ou bien si elle n'est que sympathique. On sent que la connaissance des sympathies doit lui faciliter les moyens de parvenir à ce but. *Laborantibus iis partibus quæ stomacho condolere assueverunt*, à dit Rega, *inquirendum est sedulò an id vitii à stomacho fortassis non pervenerit.* Si la maladie est sympathique, on ne doit songer qu'à attaquer l'affection primitive; et dès que celle-ci est détruite, celle-là disparaît.

Combien de maladies sympathiques dont la cause primitive est souvent méconnue, et dont le traitement est livré à la plus aveugle routine! Les fièvres elles-mêmes, qui sont sans contredit les plus fréquentes et dont plusieurs d'entr'elles sont les plus graves des maladies qui peuvent troubler nos fonctions, étaient encore de ce nombre; lorsque de nos jours il a été démontré que tous les phénomènes fébriles ne sont que des effets sympathiques de lésions locales.

La fièvre s'allume-t-elle; le médecin instruit cherche donc à connaître la cause primitive de la maladie, c'est-à-dire, le foyer d'où partent tous les phénomènes sympathiques dont elle se compose.

Il interroge d'abord les organes dont les sympathies avec les diverses parties du corps, peuvent les faire participer à leur affection ; et lorsqu'il a débrouillé par une savante analyse les cris confus des organes souffrans, il attaque la maladie à sa source et en prévient ainsi les suites pernicieuses. Une inflammation gastro-intestinale est-elle la cause de la réaction sympathique ou fébrile ; une irritation phlegmasique du cerveau ou de ses méninges produit-elle un délire furieux, une chaleur brûlante à la peau, une agitation extrême dans la circulation ; ou bien, une irritation des poumons, en surexcitant sympathiquement les systèmes nerveux et sanguins, produit-elle un trouble général, une fièvre intense ; c'est vers l'organe primitivement affecté qu'il faut diriger tous les moyens de guérison, si on ne veut être témoin du douloureux spectacle de voir la maladie empirer et la désorganisation de la partie malade entraîner souvent la perte de l'individu. Combien de personnes périssent à la suite de fièvres hectiques qui tiennent à des lésions des membranes muqueuses des voies digestives, des poumons à la suite de catarrhes chroniques, *etc.*, lésions qu'on n'a pas su reconnaître !

Un excès de secrétion bilieuse ou muqueuse, la présence de matières vermineuses dans le tube intestinal, en irritant les organes digestifs, déterminent-elles les divers symptômes sympathiques des fièvres bilieuses, muqueuses ou vermineuses ; c'est toujours vers le foyer de la maladie qu'il faut porter les remèdes appropriés, sans s'arrêter à combattre les effets sympathiques. La première indication est sans doute de détruire l'irritation morbide du système gastrique et c'est par l'emploi bien combiné des délayans et des évacuans qu'on y parvient. L'irritation est-elle trop vive ; on peut différer l'emploi des évacuans, et insister alors un peu plus sur les délayans. Ceux-ci peuvent-ils suffire, ou bien, le traitement d'une irritation bilieuse, muqueuse ou autre, doit-il être le même que celui d'une irritation purement inflammatoire ? gardons-nous de le croire. Il ne suffit pas de savoir qu'il existe une irritation, il faut encore déterminer sa nature ; et son traitement doit nécessairement varier selon les causes qui l'ont produite. Est-elle entretenue par des matières bilieuses, muqueuses ; on doit au plutôt saisir le moment favorable pour provoquer des évacuations convenables.

Lorsque l'état fébrile tient à une phlegmasie gastrique parvenue à son plus haut degré d'intensité ; lorsqu'il se présente avec tous les symptômes de l'adynamie et de l'ataxie, affaissement général, langue sèche et noirâtre, état fuligineux des dents et des gencives, soif ardente, hoquet, météorisme de ventre, sécheresse de la peau, convulsions, paralysie, affectibilité exagérée des sens, exaltation et aberration des facultés morales, *etc.*, ... l'organe souffrant qui détermine ces phénomènes doit toujours fixer l'attention du médecin. Calmer

4**

son inflammation, voilà l'indication fondamentale.
Est-ce en plaçant des stimulans, tels que le vin, le
quinquina, des potions éthérées, nitrées, cam-
phrées, sur les organes enflammés, que l'on
peut raisonnablement espérer d'en prévenir la
désorganisation ou la mort? dans ces cas très-graves
on sent bien qu'on ne doit point insister sur les
évacuations sanguines, comme dans les premiers
temps de la phlegmasie; mais les adoucissans à
l'intérieur, les révulsifs tels que les synapismes
aux jambes, les vésicatoires, sont les moyens
les plus convenables qui doivent constamment précéder et accompagner l'emploi des divers antispasmodiques que l'on peut juger nécessaires.

Remonter à l'origine primitive des maladies,
les attaquer à leur source, c'est un précepte
général dans la thérapeutique. Il est tellement
important dans le traitement des maladies les
plus légères comme les plus graves, d'attaquer
d'abord l'affection primitive, que dès qu'elle est
détruite, les affections sympathiques disparaissent.
C'est ainsi qu'on voit tous les jours un grand
nombre de maladies, sympathiques d'un état
bilieux dans les premières voies, céder aux seuls
moyens employés contre lui. Combien de fois
n'a-t-on pas vu des cephalalgies, le vertige, la
phrénésie, l'apoplexie, être combattues avec
succès par les évacuans. Je connais une dame,
sujette depuis son enfance à de fréquentes migrai-

nes, à des cephalalgies des plus violentes qui se
dissipent toujours peu de temps après qu'elle a
rendu naturellement quelques gorgées de matières bilieuses. Stoll parle d'une ophtalmie qui
augmentait d'intensité le soir, ophtalmie qui avait
été inutilement traitée par les saignées générales
et locales, par des ventouses appliquées derrière
les oreilles, des collyres, des cataplasmes, et qui
ne put être entièrement guérie que par les émétiques. Le observations de Richter, de Schmucker,
de Scarpa, et de tant d'autres praticiens démon-
trent qu'il est des gouttes seraines, des amauroses
dépendantes de congestions gastriques bilieuses,
qui ne peuvent être combattues avantageusement
que par les évacuans. La cécité est aussi quelquefois le résultat d'un simple embarras bilieux ;
et alors la cause et l'effet cèdent à un ou deux
émétiques.

« Le succès que produisait l'émétique dans le
traitement des pleurésies était si frappant, dit
M. Roucher, (1) que j'ai vu la douleur du coté
se dissiper complétement après l'administration
de ce moyen. » Scroœderer parle de certaines
pleurésies dans lesquelles la douleur était très-aigüe,
et qui étaient guéries par les vomitifs. On lit aussi
dans Bordeu l'observation d'une pleurésie tellement
sympathique de l'estomac qu'elle fut guérie sur-le-
champ par un émétique qui fit rendre des matières

_____

(1) Voyez son traité de médecine clinique.

4***

bilieuses mêlées de quelques vers. (1) Combien
d'exemples ne trouve-t-on pas dans Stoll du succès
de l'émétique dans les inflammations de poitrine !
Les avantages si réitérés que ce célèbre praticien de
Vienne obtenait de ce moyen, prouvent que ces maladies étaient souvent sous une dépendance bilieuse. Le
grand Baillou qu'on peut appeler avec raison l'Hippocrate français, disait aussi qu'il est des pleurésies
qu'il ne faut point traiter par les saignées , mais
seulement par les remèdes qui évacuent le système
gastrique. *Undè Archigenes dicebat medicos sœpè
decipi, ratos doloris causam esse in pectore, cùm
ejus causa à ventriculo repetenda est.* Ces maladies
sympathiques refusent, comme on le voit, de céder
aux moyens employés directement contre elles; et ce
n'est qu'en attaquant la maladie primitive qu'on
fait disparaître celle qui n'est que secondaire.

Il en est de même de la phtisie pulmonaire.
Lorsque cette maladie est sympathique , l'irritation
des poumons ne s'affaiblit que lorsqu'on a détruit la
cause dont elle dépend. Il est par exemple des phthisies sympathiques d'une irritation établie dans les
premières voies, comme l'ont observé Morton , Sau-
vages , lesquelles ne doivent se traiter que par
l'usage des remèdes propres à opérer le relâchement
de ces parties. Il est aussi des hémoptysies sympathiques d'un spasme de l'épigastre , qu'on ne voit
céder qu'à l'emploi des relâchans et des antispas-

(1) Traité sur le tissu muqueux.

modiques, appliqués sur la région épigastrique.
M. Dumas a rapporté l'observation faite par M.
Broussonet père, d'une dame qui éprouva une
hémoptysie à la suite d'un spasme violent, fixé
sur la matrice, et que ce médecin respectable ne
guérit que par des remèdes émolliens et relâchans, placés sur l'hypogastre. Il est encore plusieurs affections pulmonaires, sympathiques de
la présence de matières étrangères dans le tube
digestif, telles que les phthisies bilieuses, muqueuses, vermineuses; dans le traitement desquelles on
ne doit s'occuper spécialement que d'évacuer ces
matières. Les poumons ne se trouvent alors affec-
tés que par sympathie ; les organes digestifs seuls
renferment le véritable foyer du mal. Stoll est un
des auteurs qui ont le mieux connu les divers états
des phthisies soit pituiteuses, soit bilieuses. Il est à
remarquer que si on fesait toujours la distinction
exacte des différentes espèces de phthisies, distinction qui est certainement la plus sûre et la plus
féconde des sources précieuses dans lesquelles le
médecin doit puiser la connaissance des véritables
indications curatives, et que si on attaquait ces
maladies au foyer où elles prennent naissance, on
n'aurait pas lieu de se plaindre si souvent de l'ineffi-
cacité des moyens qu'on a coutume d'opposer à
leurs effets destructeurs.

Il est des palpitations de cœur, des suffocations
de poitrine, des cardialgies, qui sont quelquefois sympathiques d'une lésion des fonctions

utérines , et qu'on tente alors vainement d'attaquer par des moyens autres que ceux qui sont propres à établir l'ordre et la régularité de ces fonctions. J'ai été consulté par plusieurs filles ou femmes qui se plaignaient à la fois de palpitations , de suffocations , de douleurs inexprimables sur la région épigastrique , depuis qu'elles avaient éprouvé une suppression des menstrues. Divers remèdes pris soit dans la classe des toniques , soit dans celle des calmans , leur avaient été prodigués pendant des années entières , mais sans aucun succès. Personne n'avait songé à la seule et véritable indication qu'il y avait à remplir. Quelques légers emménagogues , une saignée révulsive ont toujours mis fin aux divers maux qui les accablaient.

Les affections nerveuses telles que la paralysie des extrémités inférieures , les convulsions , les crampes qui surviennent à la suite de la colique des peintres , sont souvent sympathiques d'une lésion des voies digestives et ne cèdent alors qu'aux moyens employés contre elle. Starck a guéri la danse de Saint-Weit par des purgatifs qui firent rendre des vers et des matières saburrales retenues dans les intestins. Tissot rapporte qu'un marchand se plaignait à Camper d'une immobilité du carpe qui le gênait extrêmement en écrivant , ensorte qu'il était obligé de pousser sa main droite avec l'index de la main gauche. On avait employé inutilement divers remèdes; Camper ayant reconnu que cette

affection était sympathique d'un embarras des organes digestifs, le traita en conséquence et le guérit.
L'épilepsie est aussi quelquefois sympathique de la
présence de vers ou de matières bilieuses dans les
premières voies ; et alors elle résiste à tous les
antispasmodiques imaginables pour céder à l'administration des vermifuges ou des évacuans.

Les maladies mélancoliques et hypocondriaques
sont souvent entretenues par des causes qui ont leur
siége ailleurs que dans le cerveau, et qui agissent
sympathiquement sur cet organe. Schenkius a fait
disparaître un délire mélancolique, causé par une
constipation qui durait depuis dix jours à l'aide de
lavemens et du sirop de rhubarbe. Les anciens
avaient bien reconnu cette vérité clinique, que ces
maladies sont souvent sympathiques d'une lésion
des viscères du bas ventre. Ils employaient dans
ces cas les purgatifs, souvent même les drastiques
les plus violens. On sait que les grecs avaient
consacré par un adage l'efficacité de l'ellébore contre
la folie, adage qui a été conservé, tant par les poëtes
que par les historiens, et qui a rendu célèbre cette
île où ils allaient chercher cette plante salutaire.

Lorsque ces maladies mentales dépendent de
l'influence sympathique des organes de la génération, comme par exemple, d'un état de pléthore
prolifique, d'un excès de continence, il faut nécessairement pour les guérir détruire la cause
dont elles sont sympathiques. Alors la santé et la

sagesse, par conséquent, conseillent quelquefois un usage modéré des plaisirs, si heureusemeut inséparables de l'union des sexes. J'ai connu une personne tellement habituée à des évacuations prolifiques, qu'elle éprouvait des accès de mélancolie, de délire même, si elle passait une semaine entière sans goûter les jouissances de l'amour. On lit dans les auteurs anciens plusieurs exemples de folie, de mélancolie, de manie, causés par excès de continence et de chasteté. Que de maladies de langueur, d'ictères, de chloroses, d'hystéricies, d'affections spasmodiques et convulsives; combien même de maladies aiguës chez de vieilles filles, qui sont le résultat du derrangement des fonctions utérines, de la privation des plaisirs de l'amour, du mariage trop retardé !

Il est des hydropisies sympathiques de phlegmasies aiguës ou chroniques des viscères digestifs, qu'on ne parvient à guérir qu'en détruisant l'affection primitive dont-elles dépendent. J'ai recueilli plusieurs observations d'hydropisies qui n'ont cédé qu'aux antiphlogistiques et aux relâchans, notamment celle d'un enfant, âgé de trois ans, atteint d'une phlegmasie des organes du bas-ventre, à la suite de laquelle survinrent la diarrhée et l'œdème des extrémités. Des diurétiques irritans, tels que les infusions de genièvre, descille, l'acétate et le nitrate de potasse, employés pendant plusieurs mois contre cette maladie, exaspérèrent tellement l'irritation gastrique, que la diarrhée devint plus considérable et l'œdème des extrémités s'étendit sur toute la surface cutanée. Cet enfant ne prenait presque pas d'alimens; sa soif était inextinguible, les bords de ses lèvres présentaient plusieurs ulcérations d'une couleur d'un rouge de feu très-animé. Appelé un peu tard auprès de ce malade, je fus cependant encore à temps pour calmer l'irritation intérieure, qui était la cause de l'hydropisie. Ce fut à l'aide d'une saignée locale et révulsive, de boissons délayantes et mucilagineuses que cet enfant fut entièrement rendu à la santé dans moins de quinze jours.

Il est rare que les maladies de la peau ne soient entretenues par un état d'irritation ou d'embarras gastro-intestinal; ensorte qu'alors ces maladies ne disparaissent que lorsqu'on a détruit la cause dont elles sont sympathiques. Ces maladies, comme toutes les autres, peuvent dépendre de diverses causes et exigent par conséquent des moyens toujours subordonnés à leur nature particulière. On conçoit combien il serait absurde de prétendre guérir toutes les maladies par une méthode empirique exclusive. C'est une remarque bien propre à détruire la prétention insensée de certains charlatans pour la spécificité de leurs drogues contre les diverses maladies.

Apprenez, disait aux médecins, Cappiraccio, praticien célèbre d'Italie, du dix-septième siècle, apprenez à prescrire vos remèdes selon la nature

des maux , et vous n'accuserez pas tant leur insuffisance. Le grand Sydenham était si persuadé de
l'avantage qu'il y a à bien connaître une maladie
pour la bien traiter , qu'il disait qu'il n'en trou-
verait pas d'incurable , s'il la connaissait parfaitement. *Si morbi cujuslibet historiam diligenter
perspectam haberem, par malo remedium nunquàm
non scirem afferre.*

L'art du médecin n'est pas d'avoir une grande
quantité de formules auxquelles le charlatanisme
d'un côté et l'ignorance de l'autre attachent tant
de prix. Ce ne sont pas , dit le célèbre Cabanis, les
formules qui manquent au médecin judicieux , ce
sont les indications justes dont il a besoin. C'est
d'après la science des indications que doit toujours
être dirigée l'application des remèdes.

Si les espèces de maladies étaient immuables , s'il
n'en paraissait point de nouvelles , si celles que
l'on connaît gardaient toujours le même aspect ; il
est évident qu'avec une table thérapeutique , fidèle-
ment tracée , des traitemens que l'on aurait appris
convenir à chacune de ces maladies , l'empirisme
serait la vraie médecine. Mais les combinaisons des
élémens , qui composent les maladies , varient à
l'infini ; il survient quelquefois des espèces nouvelles,
et celles qui existent, ont souvent des formes très
variées. L'insuffisance démontrée de l'empirisme
nous force à avoir recours à une méthode philosophique , dont une sage application à la médecine

peut porter cette science au plus haut degré de perfection.

L'emploi de cette méthode philosophique, c'est-à-dire, de l'analyse, présente de biens grands avantages pour la détermination des maladies; son utilité n'est pas moins grande dans la science des indications. C'est par l'analyse que le médecin saisit les principaux caractères des maladies, et qu'il dirige ses moyens curatifs d'après l'estimation scrupuleuse des élémens qui les constituent. Celui qui sait manier cet instrument logique, sait mettre à leur place ces médecins qui, uniquement guidés par la plus aveugle routine, rallient à chaque symptôme l'idée d'un moyen curatif, sans connaître ni la nature, ni la source, ni le siége du mal, et qui exercent par conséquent, un art dont ils ignorent jusqu'aux moindres principes; ces médecins qui, parce qu'ils ont des cheveux blancs, vantent sans cesse leur expérience, comme si c'étaient les années et non le talent qui font le mérite du médecin.

§ I I.

L'administration des moyens que la thérapeutique nous fournit, prouve jusqu'à quel point l'étude des sympathies est importante. Presque jamais nous n'agissons sur le tissu malade, mais sur un autre tissu qui est lié avec lui par des relations sympathiques. Quand, par exemple, on fait prendre par le tube digestif des astringens pour arrêter une hémorragie de la membrane muqueuse pulmonaire ou génito-urinaire, n'est-ce pas par l'intermédiaire d'un organe qu'on agit sur un autre? Lorsqu'on donne des boissons adoucissantes dans une inflammation de la dernière portion de l'intestin grêle, on croit généralement qu'elles agissent inmédiatement sur le viscère enflammé. Eh bien! des expériences récentes prouvent le contraire, puisqu'elles nous apprennent que les boissons sont absorbées avant que d'arriver dans l'iléon, et qu'on n'en trouve jamais, à l'ouverture des corps, dans cette portion du tube intestinal. L'action du médicament, portée sur l'estomac et le duodénum se propage sympatiquement jusqu'aux autres parties du canal digestif.

C'est par le moyen des sympathies qu'une détente artificielle, opérée dans une partie du corps, en produit une semblable dans une autre partie. Je puis citer l'exemple d'une jeune fille, chez laquelle une certaine tension spasmodique dans les vaisseaux utérins empêchait l'écoulement menstruel et qui fut saignée du pied. La veine ne fut pas plutôt ouverte que les règles se rétablirent. Que de faits semblables ne pourrait-on pas alléguer! Les moyens de guérison que la médecine emploie, seraient la plupart impraticables, si les organes du corps vivant n'avaient la faculté de se transmettre l'un à l'autre leurs impressions; car il n'y en a qu'un petit nombre sur lesquels on puisse agir inmédiatement.

La

La connaissance des sympathies des organes est d'un grand secours au médecin dans le traitement des maladies, pour l'administration des médicamens tant à l'extérieur qu'à l'intérieur du corps. On décide tous les jours des modifications salutaires sur les organes de la respiration, en agissant sur l'estomac avec lequel on sait que ces organes sont liés. C'est ainsi que dans les catarrhes pulmonaires, lorsque l'irritation est calmée, on porte avec tant de succès une impression tonique et fortifiante sur l'estomac, dont les effets se répètent sympathiquement sur les organes pulmonaires. J'ai eu l'occasion d'observer, sous la pratique d'un médecin recommandable de Montpellier, les heureux résultats de cette méthode, dont j'ai retiré moi-même de grands avantages en pareil cas. C'est dans ces espèces de phthisies pulmonaires, dont la cause essentielle est une faiblesse radicale des organes de la respiration, que la méthode de traitement de la pulmonie, conseillée par Reid, obtient les effets les plus salutaires. Cette méthode consiste à fortifier les poumons en agissant sur l'estomac par l'emploi de la poudre d'ipécacuanha, *refractâ dosi*. M. Dumas rapporte plusieurs faits qui constatent l'efficacité de cette méthode; et entr'autres observations, il fait mention d'une dame, âgée de 33 à 34 ans, d'une constitution pituiteuse et humide, qui éprouvait depuis plus d'un mois une toux violente, sèche, opiniâtre et accompagnée de vomissemens et de douleurs dans

5

la poitrine. Ses crachats, peu abondans, présentaient une consistance épaisse, grasse et onctueuse; il s'y mêlait quelques filamens sanguins. La difficulté de respirer, les douleurs dans la cavité de la poitrine, la perte de l'embonpoint, la fièvre avec des redoublemens le soir et après les repas, les sueurs nocturnes, *etc.*, tout annonçait chez elle une tendance prochaine à la phthisie pulmonaire. Après quelques remèdes préparatoires, durant l'usage desquels les sueurs nocturnes s'augmentaient, la fièvre devenait chaque jour plus forte, et il s'y joignait un peu de diarrhée, M. Dumas administre à la malade la poudre d'ipécacuanha à la dose de six, huit, dix grains, selon la méthode de Reid, et fait continuer l'emploi de la même poudre tous les deux jours. La malade ne paraît pas beaucoup affectée de la continuité de ce remède, et le bien-être qu'elle ressent après chaque tentative, lui inspire le désir de le répéter. La toux, les douleurs, la fièvre éprouvent une diminution qui devient bien sensible au bout de quinze jours; la diarrhée se supprime, la maigreur fait place à l'embonpoint, toutes les fonctions se raniment et la malade ne tarde pas à jouir d'une parfaite santé (1).

Il est des odontalgies, c'est-à-dire, des douleurs de dents qui, rebelles à tous les moyens appliqués sur la région dentaire, cèdent à l'application d'une simple liqueur calmante dans l'oreille. Il est certain

(1) Voyez les notes de M. Dumas, sur la traduction française de l'ouvrage de Thomas Reid, sur la pulmonie.

que le meilleur endroit pour appliquer les remèdes
contre le odontalgies est le trou auditif. L'expérience a démontré qu'ils sont là plus efficaces que
sur le siége même de la douleur. La connaissance
des communications sympathiques qui règnent
entre l'oreille et la région dentaire, a conduit les
praticiens à diriger aussi les moyens de curation sur
les dents contre les otalgies. Fauchard consulté par
une demoiselle sur une douleur d'oreille très-intense,
qui avait résisté à un grand nombre de remèdes,
dit qu'en examinant sa bouche, ayant trouvé une
dent molaire cariée, il décida la malade à l'évulsion
de cette dent, quoiqu'elle n'eût jamais été douloureuse, et vit bientôt disparaître cette otalgie pour
toujours.

C'est sur la connaissance de la sympathie des
organes pulmonaires avec les oreilles qu'est fondé
l'emploi des vésicatoires derrière les oreilles dans
le traitement des affections pulmoniques catarrhales.
Baglivi avait observé que tous les pleurétiques, chez
qui il était survenu des douleurs d'oreilles ou des
écoulemens séreux par ces organes, guérissaient.
Bordeu, Selle, ont imité ce procédé de la nature, en
conseillant l'application des vésicatoires derrière les
oreilles dans les inflammations des poumons. L'expérience a aussi démontré que dans la péripneu-
monie les abcès aux parotides, glandes qui sont
situées presque sous l'oreille, étaient toujours salutaires.

5*

La connaissance de la sympathie qui existe entre les oreilles et les organes de la génération avait suggéré aux anciens le traitement d'un état d'impuissance dans lequel les hommes riches chez les Scythes tombaient ordinairement, et qui était confirmé pour toujours lorsqu'on le traitait sans succès par des évacuations abondantes de sang faites derrière les oreilles (1).

La connaissance de la sympathie qui existe entre la glande pancréatique et les glandes salivaires peut être dans certains cas d'une grande utilité, parce qu'en agissant sur ces glandes on peut déterminer des modifications particulières sur la glande pancréatique. Dans les engorgemens du pancréas, l'augmentation de l'excrétion salivaire peut être excitée avec succès.

La sympathie qui existe entre le tissu cellulaire des poumons et celui des extrémités inférieures, est très-importante. Bennet rapporte qu'un enfant pulmonique, dont la respiration était singulièrement oppressée, eut en trois mois sa poitrine parfaitement dégagée, et acquit une santé parfaite après l'apparition spontanée d'un tubercule de la grosseur d'une noix, qui parut sur le milieu de la jambe. Warren a détaillé l'histoire d'un sujet, fortement menacé de pulmonie, qui en fut garanti par un ulcère qui se forma spontanément au talon droit. M. le professeur Beaumes a connu une

_____

(1) Hippocrate, *de aere, locis et aquis.*

personne, qui après avoir vu tous ses parens mourir
pulmoniques, et avoir été menacée elle-même d'un
pareil sort, en a été visiblement préservée par un
dépôt qui se forma accidentellement sur la cuisse
droite après une chûte violente, faite dans un bal,
à l'âge de quinze ans. Ce dépôt laissa une fistule,
qui depuis trente-cinq ans a suppuré abondamment
à diverses époques, sans nuire à l'embonpoint de
cette personne. (1)

C'est sur la connaissance de cette sympathie
étroite qu'est fondée l'application des divers irritans
sur les extrémités dans plusieurs maladies de la
poitrine. M. le professeur Lordat a vu une jeune
fille guérie de la pulmonie à l'aide de pédiluves qui
attirèrent sur les extrémités inférieures l'éruption
psorique qui avait été répercutée sur les organes
de la respiration, et qui était la cause de sa maladie.
L'expérience de tous les tems a constaté l'utilité
des cautères sur les extrémités inférieures dans le
traitement de la phthisie pulmonaire. Que de pulmonies guéries ou prévenues par ces moyens !
M. Roucher a démontré par un grand nombre
de faits pratiques les avantages qu'on peut retirer
des scarifications aux jambes dans les hydropisies
de poitrine. Ce même praticien a procuré le plus
grand soulagement à un homme atteint d'un hydro-
thorax en lui fesant prendre des bains de pied ani-
més avec la poudre de moutarde. Le célèbre méde-

(1) Voyez son traité de la phthisie pulmonaire.

5**

cin de Lausane a même guéri des hydropisies de poitrine, dépendantes de la répercussion d'humeurs goutteuses sur les poumons , à l'aide de pédiluves sinapisés. Il administrait ensuite les toniques et les fortifians , parmi lesquels il rangeait sur-tout le cassia amara , le nitrate d'ammoniaque et le fer sublimé qu'Albertini a spécialement recommandés dans le traitement de l'œdème des poumons.

C'est sur la connaissance de la sympathie qui existe entre les viscères abdominaux et les extrémités inférieures , qu'est fondé le traitement des vieux ulcères des extrémités à l'aide des purgatifs. Les douleurs rhumatismales de ces parties , la sciatique sont soulagées et se guérissent même à l'aide de ces mêmes moyens. On a vu des rhumatismes se dissiper entièrement à l'apparition d'un flux de ventre.

C'est à cause de la même sympathie que l'application des vésicatoires aux jambes est d'une si grande utilité dans le traitement des flux de ventre chroniques. Cotunni ayant vu des flux de ventre et des ulcères aux jambes s'alterner réciproquement pendant très-long-temps , partit de cette observation pour employer les vésicatoires aux jambes dans le traitement des dyssenteries chroniques. La connaissance de la sympathie bien établie entre les viscères abdominaux et les extrémités inférieures , a porté beaucoup de médecins à employer cette méthode que Cotunni a été le premier à accréditer.

On observe une sympathie particulière entre divers organes symétriques. On a vu des convulsions dont une main était prise , attaquer facilement la main correspondante. Théden a vu l'application d'un rubéfiant n'être suivie d'aucun effet sur un bras paralysé sur lequel il était placé , tandis que la rubéfaction se manifesta sur le même lieu correspondant du bras opposé.

La connaissance de cette sympathie peut être , dans certains cas , d'une grande utilité , comme le prouve l'observation suivante de M. Joseph Franck. « On transporta , dit-il , dans la clinique de mon père , une personne attaquée d'hémiplégie. Elle ne pouvait mouvoir , quelques efforts qu'elle fît , ni le bras ni la jambe du côté opposé. S'étant avisée de mouvoir le bras sain dans le même temps qu'elle fesait des efforts pour remuer le bras malade , elle recouvra par ce moyen le mouvement du bras paralysé. M. Joseph Franck assure avoir fait la même expérience sur d'autres paralytiques et avoir quelquefois réussi. (1)

Il existe une sympathie bien remarquable entre certains organes, sans doute, à raison de leur contiguité. Le col de la vessie et l'extrémité de l'intestin rectum sympathisent au point que le ténesme et la difficulté d'uriner peuvent s'exciter réciproquement. Cette sympathie est utile à connaître dans

(1) Voyez les notes de Franck sur la traduction française de la doctrine médicale de Brown , par Weikard , tom 2 , pag. 97.

les cas où les diurétiques introduits dans l'estomac
ne favorisent point assez l'écoulement de l'urine ;
on peut alors les injecter dans le rectum. M. Viga-
roux rapporte l'observation de M. Méjan, qui
étant affecté d'hydropisie et de douleurs fortes dans
les intestins, se fesait injecter dans le rectum de l'ex-
trait de digitale pourprée et d'opium ; ce qui le fesait
bientôt uriner et calmait ses douleurs. La connaissance de cette sympathie des organes contigus
peut être utile aussi pour produire une médication
intérieure. Dans des cas, par exemple, où la déglu-
tition est difficile, on peut provoquer le vomissement, s'il est nécessaire, à l'aide d'un emplâtre
saupoudré de tartre stibié, appliqué sur la région
épigastrique. Il existe dans les pharmacies un onguent
singulier, imaginé par les arabes, pour purger les
personnes qui ne peuvent se décider à prendre les
médicamens ordinaires dont le mauvais goût les leur
rend insupportables. Cet onguent, connu sous le
nom d'onguent d'artanita, est composé de violens
purgatifs ; lorsqu'on l'applique sur les diverses régions
du ventre, il excite des évacuations par les organes
situés immédiatement au-dessous de l'endroit où il
est placé. Il fait vomir s'il est appliqué sur la région
épigastrique ; il provoque d'abondantes évacuations
alvines, lorsqu'on le met sur la région ombilicale ;
il excite des flux immodérés d'urine, si on l'étend
sur la région des reins.

La connaissance des sympathies que les articulations entretiennent avec le système entier des forces de la vie, peut être quelquefois très-utile dans le traitement des maladies ; parce qu'en agissant sur les articulations on peut produire une impression salutaire sur toute l'économie. M. Barthez a obtenu les plus grands avantages de l'application de compresses imbibées d'un vin généreux autour des articulations dans le traitement des fièvres adynamiques et ataxiques, lorsque la présence des excitans dans le tube digestif était contre-indiquée. M. Broussonnet a fort bien remarqué que l'effet des épispastiques était beaucoup plus sensible, lorsqu'ils étaient appliqués sur les articulations. La connaissance des sympathies que les articulations entretiennent avec le système entier peut être encore utile pour arrêter à leur source certaines affections dont les effets s'étendent des articulations d'une extrémité sur tout le reste du corps. On réussit, en effet, constamment à prévenir les attaques d'épilepsie et d'autres maladies convulsives, que précède une sorte de sensation, qu'on a comparée à une vapeur, qui s'élève d'une extrémité, si l'on peut faire assez tôt sur cette extrémité une forte compression qui intercepte les progrès de cette vapeur et qui s'oppose à la répétition des affections sympathiques qu'elle indique.

Presque tous les remèdes introduits dans les premières voies, produisent des effets sympathiques auxquels les organes malades sont le plus sensibles

Les ulcères frappés d'atonie reçoivent de l'administra-
tration, du vin, du quinquina, une excitation
salutaire. L'action des anodins, des calmans, des
martiaux, des adoucissans, *etc.*, se fait ressentir
sur des parties éloignées, quoiqu'ils n'agissent que
sur l'estomac et les intestins. Cette influence sympathique du système digestif est si grande que l'excitation ou le relâchement qu'on lui communique,
se répète toujours sur les diverses parties du corps.
L'usage trop long-temps continué du nymphæa,
substance mucilagineuse assez nutritive mais très-
relâchante, qu'on donnait autrefois dans la vue
d'amortir cet excès de ton et de vigueur qui met
dans le plus grand danger cette vertu que certaines
institutions commandent, affaiblit considérablement toutes les forces vitales et finit par produire
la cachexie. M. Desbois qui a exercé la médecine
dans une de ces institutions où cette plante était
très-employée, a remarqué que toutes les religieu-
ses digéraient très-mal, étaient pâles, bouffies et
extrêmement disposées à l'hystéricisme par faiblesse.
On peut observer dans les hôpitaux que presque
tous les enfans à qui on ne donne pour nourriture
qu'une substance insipide, sont en général faibles,
languissans, et portent l'empreinte du vice scrophu-
leux. En général, l'usage des substances alimentai-
res qui abondent en principes nutritifs, mais qui
ne communiquent pas au système digestif un ton
proportionnel, est ordinairement suivi d'une fai-

blesse générale. C'est-là une observation bien importante qu'il faut prendre en considération lorsqu'il
s'agit de prescrire des règles dietetiques.

§ I I I.

Il est sur-tout de la plus grande importance de
faire attention aux sympathies des organes dans
l'application des moyens propres à combattre les
maladies causées par les fluxions. C'est une vérité
fondamentale dans le traitement des fluxions, que
les moyens qu'on emploie comme révulsifs et comme
dérivatifs dans le traitement des fluxions ont d'autant plus d'efficacité, qu'ils sont appliqués sur les
organes qui ont les sympathies les plus fortes et
les plus constantes avec l'organe par rapport auquel on veut opérer une révulsion ou une dérivation.
Il importe donc bien de savoir quel est l'organe
qui correspond le plus avec celui qui est affecté,
si l'on doit déterminer le choix des parties pour
l'application des moyens propres à combattre les
maladies entretenues par un mouvement fluxion-
naire.

C'est sur la connaissance de la liaison réciproque
qui existe entre les organes de la génération et
les glandes mammaires qu'Hippocrate avait fondé
le traitement des hémorragies utérines : on sait
que pour arrêter les flux de sang excessifs de l'utérus,
le père de la médecine était dans l'usage d'appliquer
des ventouses sèches sur les mamelles , ayant soin

de les ôter si la difficulté de respirer se manifestait. *mulieri, si menses cohibere velis, cucurbitam ad mammas appone.* (1) La connaissance de la sympathie qui est établie entre la narine droite et l'organe hépatique a suggéré l'application des ventouses sur l'hypocondre droit dans la vue d'arrêter les hémorragies nasales. On connait l'efficacité de ce moyen dont Galien s'était déjà servi avec beaucoup de succès. C'est vraisemblablement à des communications sympathiques qu'il faut attribuer le succès de certaines pratiques, consacrées par un usage ancien et qu'on semble dédaigner aujourd'hui peut-être mal-à-propos. Paul d'Egine croit, par exemple, que des impressions irritantes sur le prépuce peuvent faire cesser une hémorragie nasale.

Il est en général plus avantageux, lorsqu'on veut opérer des dérivations ou des révulsions à l'aide de la saignée, de faire l'ouverture de la veine dans la même moitié latérale du corps où se trouve l'organe affecté ; parce que c'est une sympathie très-puissante et très-générale que celle des organes qui sont situés ainsi dans une même moitié du corps. Pour obtenir de l'emploi des vésicatoires, et en général de tous les épispastiques, des effets révulsifs bien marqués, il faut aussi qu'ils soient placés dans la même moitié latérale du corps où se trouve le siége de la maladie. M. Barthez observe que si on ne les applique point sur des parties qui aient

(1) Hip. *De morbis mulierum.*

de fortes sympathies avec l'organe malade, on doit craindre qu'ils soient non-seulement inutiles, mais même dangereux. L'application des sétons, des cautères, du moxa, qu'on met en usage dans un grand nombre de maladies chroniques, doit être soumise aux mêmes règles de traitement.

La connaissance de la division du corps humain par rapport à ses sympathies en deux parties horizontales ou transversales devient dans un grand nombre de cas une source d'indications, que le praticien ne doit pas négliger. Souvent même c'est à ces seules indications qu'il doit borner ses vues thérapeutiques; ainsi, lorsqu'il existe les caractères les plus certains de la tendance des mouvemens vers les parties supérieures, tels, par exemple, que la réplétion et le battement accéléré des artères temporales qui doivent faire craindre le délire ou l'apoplexie, il est bien important d'employer les révulsifs nécessaires pour appeler les mouvemens vers les parties inférieures ; à moins toutefois que des contre-indications suffisantes, en présentant cette direction supérieure des mouvemens comme utile et salutaire, n'engagent le praticien à se contenter de suivre, d'épier ces mouvemens de la nature, pour les modérer dans les cas où ils deviendraient excessifs.

Les saignées locales qui se font par le moyen des carifications ou par l'application des sangsues sur l'endroit de la peau qui répond à la partie affectée,

sont plus puissantes que les saignées dérivatives
pour affaiblir sympathiquement la sensibilité de
l'organe qui est le terme de la fluxion.

On néglige trop, dit M. Barthez (1), les avantages
qu'on pourrait retirer de l'application du séton à
l'endroit du foie, de la rate, de la matrice, lorsque
ces viscères souffrent des empâtemens manifestes et
considérables. Dans ces engorgemens qui donnent
si souvent naissance à des affections hydropiques
graves, ce moyen employé à temps ne pourrait
avoir qu'une heureuse issue. On obtient journelle-
ment de très-heureux résultats d'une dérivation,
faite sur l'endroit même d'un viscère engorgé,
lorsqu'on a sur-tout fait précéder les attractions
révulsives indiquées. Ainsi, lorsque dans le traitement des affections de poitrine, on a lieu de croire
qu'un rhumatisme déplacé les complique et les
aggrave, il faut se hâter d'appliquer le vésicatoire
sur le point qu'occupe particulièrement la douleur
ou l'oppression; et il est d'autant plus pressant de
recourir à ce moyen, que le malade est plus âgé ou
d'une constitution faible. Dans l'hiver de 1803 à
1804, pendant l'épidémie catarrhale qui le termina,
je fus appelé, dit Cabanis, pour un respectable
vieillard, mon voisin, à Auteuil, on me dit qu'il
était dans le plus imminent danger. Quoique je
fusse malade moi-même, je me rendis chez lui sur-
le-champ. Il avait eu, dans le précédent automne,

---

(1) Du traitement méthodique des fluxions.

une vive attaque de rhumatisme, et il en était incomplètement guéri. Je savais cette circonstance. En
approchant de son lit, je le trouvai dans un état
d'oppression extrême : il pouvait à peine articuler;
son visage était abattu; et le calme mélancolique et
recueilli de ses yeux m'annonça qu'il attendait
tranquillement sa fin. Il me dit d'une voix entrecoupée qu'il avait un poids de mille livres sur la poitrine; qu'il la sentait pressée comme dans un étau.
Son pouls était intermittent, sa respiration devenait
stertoreuse et fesait en sortant battre les ailes du nez.
Je lui fis appliquer un immense vésicatoire sur la
poitrine et donner de petites doses de Kermès dans
une infusion de bouillon blanc. Le lendemain matin
on me fit dire qu'il était beaucoup mieux et qu'il
avait dormi pour la première fois depuis plusieurs
jours. Je n'en fus point étonné; on trouva la cloche
du vésicatoire qui occupait toute la partie antérieure
de la poitrine, remplie d'une gelée blanche, tremblante, parfaitement semb'able à celles que les vésicatoires font transuder quelquefois des articulations
attaquées de rhumatisme (1).

La sympathie des organes contigus est tellement
forte qu'on ne saurait trop y avoir égard dans l'application des dérivatifs locaux. Zacutus Lusitanus
rapporte qu'un homme, étant depuis quatre jours
dans des angoisses mortelles, occasionnées par des
palpitations de cœur, plusieurs médecins assemblés

(1) Cabanis, observations sur les affections catarrhales.

imaginèrent beaucoup de remèdes qui furent appliqués sur des parties éloignées de la source primitive des palpitations. On fit plusieurs saignées révulsives, des ligatures des membres ; on appliqua des sangsues , des ventouses scarifiées derrière les épaules à titre de dérivatifs ; mais tous ces moyens furent inutiles. Zacutus appelé ne désespère pas encore d'obtenir de bons effets de ces mêmes moyens en les plaçant sur d'autres parties du corps , qui ont de plus grandes relations sympathiques avec l'organe affecté. Il applique , en effet , une ventouse vis-à-vis le cœur , scarifie ensuite cette partie , applique de nouveau la ventouse , et voit bientôt les palpitations cesser. M. le Baron Corvisart a aussi observé que l'application des sangsues et des ventouses scarifiées , placées vis-à-vis l'organe malade , étaient d'un succès bien remarquable dans certaines maladies du cœur, où beaucoup d'autres remèdes avaient échoué.

Il est des maladies dans le traitement desquelles il est nécessaire de révulser les fluxions qui se font sur certains organes , en changeant le centre vers lequel elles se dirigent et en les déterminant à se porter ailleurs. C'est toujours d'après la connaissance des sympathies qu'on fait le choix des organes sur lesquels on veut attirer la fluxion. Dans certaines phthisies , par exemple , on peut déterminer avec avantage une irritation sur les organes de la génération , à raison des liaisons intimes de ces organes avec ceux de la poitrine. On imite alors
les

les procédés de la nature qui choisit quelquefois cette voie pour opérer la solution de ces maladies.

Il est des cas où l'excitation seule des organes de la génération, causée par l'usage des plaisirs de l'amour a suffi pour produire un changement favorable dans certaines maladies de poitrine. Cappivaccio dit avoir conservé l'héritier d'une grande maison d'Italie, tombé dans le marasme qui est la suite de la phthisie pulmonaire, en le fesant coucher entre deux filles jeunes et jolies. Boerrhaave racontait à ses disciples qu'il avait vu guérir un prince Allemand par le même moyen. Tissot a vu un homme qui, étant dans un état de consomption pulmonaire presque désespéré, inspira par sa douceur et son honnêteté une simple pitié à une femme charmante qui se fesait un plaisir de lui donner des marques de l'intérêt qu'elle prenait à son sort. Quelque malade qu'il fût, son cœur était capable de sentiment ; il aima bientôt. La pitié qu'il avait inspirée devint aussi un sentiment plus tendre, et l'amour satisfait lui rendit toute sa santé. Des bords du tombeau il passa au lit nuptial sans aucun autre remède que l'influence de cette excitation révulsive. Jeannet de Longrois rapporte dans son traité de la pulmonie un exemple bien remarquable qui prouve bien les succès qu'on pourrait attendre d'une irritation faite sur les organes de la génération dans le traitement de cette maladie. Un jeune homme de 33 à 34 ans, d'un tempérament sanguin, éprouvait depuis plus de deux ans

les signes avant-coureurs de la phthisie pulmonaire :
saignemens du nez, rougeurs par vergetures sur les
joues, respiration courte, grande chaleur dans la
poitrine, picotement dans le dos, sommeil très-inter-
rompu, un grand feu dans toute l'habitude, une pas-
sion décidée et très-forte pour les plaisirs de l'amour.
Tels avaient été les préliminaires de sa maladie. A
ces accidens avaient succédé une petite toux sèche
sur-tout vers le soir, un peu de fièvre parfois ; enfin
le malade eut un vomissement de sang considérable,
après lequel il cracha toujours du pus, d'abord en
petite quantité et mêlé de mucus salivaire, ensuite
plus abondant et plus pur ; tantôt il vomissait du
sang, tantôt du pus, confirmant l'aphorisme du
père de la médecine : *Post sanguinis sputum, puris
sputum ; et post puris sputum, sanguinis sputum.*
Hip. aph. 15, sect. 7. Obsédé d'une fièvre violente
et continue, déjà le malade était tourmenté d'un
dévoiement qui ne le quittait plus. Il avait durant
la nuit beaucoup de sueurs gluantes sur la poitrine.
Il avait éprouvé deux syncopes, lorsque désespéré
de voir approcher le terme de sa destruction, il
résolut de consacrer au plaisir et à la volupté ses
derniers momens. Comme il n'était pas délicat sur
le choix, il ne tarda pas à recueillir les fruits amers
de son libertinage, il lui survient une gonorrhée
très-abondante. Mais quel fut son étonnement de
voir dès le second jour les crachats purulens diminuer, ainsi que les autres accidens! Ce changement

dont il ne prévoyait pas les suites avantageuses,
l'effraya d'abord. Mais les jours suivans il cracha
encore moins de pus; et dans l'espace de quatre mois
le reste des symptômes disparut par degrés. Au bout
de ce temps, rassuré sur l'état de sa poitrine, il
voulut se débarrasser de sa gonorrhée. M. de Longrois fut appelé pour lui donner ses soins ; il eut
la précaution de faire durer pendant trois mois le
traitement, pour ne pas courir les risques de ramener par la suppression trop prompte d'un écoulement aussi salutaire, les accidens dangereux auxquels le malade avait eu le bonheur d'échapper.

Je n'acheverais pas si je voulais m'arrêter à toutes
les considérations pratiques qui démontrent l'utilité
que le médecin peut retirer de la connaissance des
sympathies. Je vais finir par cette observation qui
me paraît assez digne de fixer un moment les yeux
des praticiens. Pourquoi ne fait-on pas plus souvent
usage, dans l'exercice de la médecine, de l'influence
qu'exerce la peau chatouillée sur beaucoup d'organes et sur le système entier ? Dans les hémiplégies,
dans les fièvres adynamiques, ataxiques, dit Bichat,
qui sait si l'excitation de la plante des pieds qui est si
sensible, comme chacun l'éprouve, si celle des hypo-
condres non moins susceptible chez certaines personnes, ne vaudrait pas mieux, étant répétée 10 à 20
fois par jour, que l'application d'un vésicatoire dont
l'irritation passe bientôt ? d'ailleurs avec un vésicatoire, avec des rubéfians obtient-on un effet aussi

marqué , un trouble aussi général dans le système
sensitif que par le chatouillement de certaines parties? Ce chatouillement ne produit que des phénomènes exclusivement nerveux , tandis que les autres
moyens d'excitation intéressent le système capillaire
sanguin et peuvent causer la gangrène. Certainement
il est des cas où l'un de ces moyens est préférable
à l'autre.

J'ai développé l'histoire d'un des phénomènes
les plus remarquables de l'économie animale ; j'ai
indiqué les avantages que le médecin peut retirer
de son étude. Heureux si mon travail peut être de
quelque utilité pour la pratique de l'art de guérir !
C'est vers ce but que doivent être constamment
dirigés les efforts de ceux qui se permettent d'écrire
sur quelque point des sciences médicales.

QUELQUES CONSIDÉRATIONS

LA PÉRITONITE PUERPÉRALE.

Si dans tous les temps la femme mérite une attention spéciale de la part du médecin qui est chargé de veiller à sa santé, elle la réclame sur-tout à la suite des couches. Après l'accouchement, il existe chez elle une plus grande susceptibilité nerveuse; elle est plus impressionnable, tout alors agit vivement sur elle; la plus légère cause lui fait éprouver des commotions violentes; le moindre écart dans le régime, soit physique, soit moral, donne lieu à des affections redoutables et promptement mortelles. L'inflammation du péritoine, celle de la matrice, des hémorrhagies effrayantes, *etc..*, l'exposent très-fréquemment aux plus grands dangers, et cet objet si tendre de la sollicitude d'un père, d'un époux, cette mère, si heureuse de presser contre son sein l'enfant qui lui a causé tant de douleurs, périt souvent alors dans peu de jours et quelquefois dans quelques heures. Ce spectacle dont j'ai été plusieurs fois témoin et qu'on voit se renouveler si souvent, même dans les grandes villes, m'a toujours déchiré l'ame et m'a déterminé depuis long-temps à rechercher ce qui peut prévenir de semblables malheurs. C'est l'esquisse d'une partie de mon travail que je publie aujourd'hui.

La péritonite est, sans contredit, la maladie la plus fréquente et la plus à craindre à la suite des couches. Une femme, accouchée depuis 24 ou 36 heures, est prise de frissons et de douleurs abdominales très-aiguës, avec chaleur brûlante à la peau et fréquence du pouls; le ventre se tuméfie, se ballonne; il survient des vomissemens, une altération profonde dans les traits du visage, avec prostration des forces, sueurs froides et la mort. A cette série de phénomènes, à cette marche si rapide, qui ne reconnaît une inflammation très-aiguë de l'abdomen? l'organe affecté est évidemment le péritoine, comme le démontrent les ouvertures des cadavres.

La péritonite, confondue sous le nom de fièvre puerpérale, n'a été véritablement connue qu'à une époque qui est encore récente. On n'avait jusqu'alors sur sa nature, son siége et ses suites, que des idées vagues et erronées. Privés du secours de l'autopsie cadavérique, les médecins en avaient seulement aperçu les signes extérieurs. Ce n'est que depuis que l'anatomie pathologique, mieux étudiée, nous a éclairés sur les désordres que cette maladie produit dans la cavité abdominale, qu'elle a été considérée comme une affection locale du péritoine.

Les causes de la péritonite peuvent se diviser en

causes prédisposantes et en causes déterminantes ou occasionnelles. Ces dernières naissent de l'accouche-ment et de ses suites ; de l'imprudence que commet la femme en couches de se lever trop-tôt de son lit, de s'exposer à un air humide et froid ; des écarts de régime, tels qu'un excès d'alimens, l'usage de boissons alcooliques pendant les couches. Les affec-tions morales jouent souvent un grand rôle dans la production de cette maladie. Un vif sentiment de joie, de colère ou de chagrin peuvent la faire naître subitement. Franck a vu la péritonite se développer chez des femmes en couches, au son de la cloche pour les agonisans ; ce son lugubre leur renouvelant le souvenir de la mort de tant d'autres femmes pla-cées dans leur même situation.

Parmi les causes qui peuvent disposer le plus à la péritonite puerpérale on doit ranger une consti-tution irritable, pléthorique, une mauvaise nourri-ture, des affections tristes habituelles, l'habitation dans des lieux mal-sains, humides et froids. Dela-roche a prouvé par les registres de mortalité de Genève qu'il était toujours mort plus de femmes en couches en hiver qu'en été ; aussi a-t-on observé que les pays froids sont ceux où les suites des cou-ches sont plus fâcheuses, tandis qu'on les connaît à-peine dans les pays chauds.

Si l'on songe à la distention qu'a souffert le péri-toine pendant la grossesse au delà de ce que son tissu, naturellement peu extensible, comme est, en

6***

général, celui de toutes les membranes séreuses, paraît lui permettre; si l'on songe à la fatigue et à la compression qu'a éprouvé cette membrane de la part des muscles du bas-ventre pendant les efforts nécessaires pour l'expulsion du fœtus, on trouve aisément la raison pour laquelle le péritoine est alors si susceptible d'irritation et d'inflammation, lorsqu'une cause quelconque vient à agir sur lui après l'accouchement.

Une opinion qui était généralement répandue et qui l'est encore chez quelques médecins, peu versés dans les connaissances positives, est celle qui attribue l'inflammation du péritoine et les épanchemens qui se font à sa suite dans le bas-ventre, à une métastase laiteuse. Comme la sécrétion du lait ne s'établit point ordinairement ou disparaît chez les femmes atteintes de la péritonite, on dit que le lait, au lieu de monter aux mamelles, est refoulé dans le bas-ventre qui devient aussitôt gonflé, tendu, douloureux au toucher. Mais, est-il bien physiologique de reconnaître la formation et la présence du lait dans des organes autres que ceux qui sont destinés à le sécré-ter? n'est-ce pas le propre de toute irritation déter-minée sur un organe, d'attirer vers lui une somme de sensibilité plus grande, qui diminuera d'autant la somme de sensibilité des autres et pourra suspen-dre par ce moyen leurs fonctions? n'est-ce pas ainsi que les mamelles sont privées de la faculté de sécrétion par le défaut d'irritation qui se manifeste sur elles, à l'occasion de l'action vitale augmentée du péritoine ? d'ailleurs le liquide contenu dans le ventre des femmes mortes en couches, qu'on a pris impropre- ment pour du lait et qui n'en a aucun des caractères chimiques, (1) n'est-il pas identique avec celui qu'on trouve chez les femmes mortes à toute autre époque de la vie, chez celles qui n'ont eu jamais d'enfans, chez les vierges et chez les hommes qui succombent à une péritonite ? La présence du même liquide a été observée après un simple avortement, les mamel- les ne contenant point encore du lait ; elle a été observée alors même que la mère nourrissait son enfant et qu'il n'y avait point de déviation ; de sorte que la théorie, l'expérience et la raison répugnent également à ce qu'on admette le transport de cette humeur comme cause de la maladie en question.

Le caractère inflammatoire de la péritonite puer- pérale est si manifeste qu'on a lieu d'être surpris que beaucoup d'auteurs l'aient rangée dans la classe des fièvres putrides, adynamiques et ataxiques. L'erreur vient de ce que, faisant peu d'attention à la cause première de la maladie, ils n'ont considéré que les phénomènes qui se manifestent à l'instant

---

(1) L'analyse chimique de la matière épanchée dans la cavité péritonéale des nouvelles accouchées, faite à la faculté de Médecine de Paris, par deux hommes également recommandables, M. le professeur Dupuytren et M. le Docteur Bayle, a démontré que cette matière n'est que de l'albumine concrète ou en suspension, analogue à celle que fournissent les autres membranes séreuses enflammées. M. Chaussier fait remarquer que cette matière, loin de renfermer, comme le lait, un principe acide, en contient un alcalin.

où celle-ci parvient à sa seconde période, phénomènes qui indiquent, en effet, un état de faiblesse,
de collapsus, d'adynamie; ce qu'ils n'ont pas remarqué, et ce que les progrès de la connnaissance
des maladies et de leurs causes rendent de jour en
en jour plus évident, c'est que cet état est tout-à-
fait consécutif à l'inflammation, et que cette nouvelle forme que revêt la maladie, après une certaine
durée, ne détruit pas le caractère primitif et essentiel
qu'elle offrait à son début.

Quelle est la conséquence de cette erreur? c'est
qu'au lieu de se hâter de calmer l'inflammation du
péritoine, au moyen des antiphlogistiques les plus
énergiques, afin d'en prévenir les funestes résultats,
on l'irrite de nouveau, on l'exaspère par l'administration de prétendus antiseptiques, par les toniques et les stimulans les plus forts : le vin et ses diverses préparations avec le quinquina, le musc, des potions, des bols camphrés et nitrés, *etc.* sont mis en
usage, soit pour remédier à l'état de faiblesse et d'adynamie, soit pour combattre les symptômes nerveux
qui se présentent. L'inflammation fait des progrès
effrayans ; survient le ballonnement du ventre,
l'épanchement séro-purulent dans cette cavité, des
vomissemens, des hoquets, et bientôt après la mort
de la malade.

Depuis long-temps les meilleurs auteurs ont recommandé la saignée dans le traitement de la
péritonite puerpérale. On trouve dans Hippocrate

un passage remarquable à ce sujet : il dit que les nouvelles accouchées, atteintes d'inflammation abdominale, meurent, *nisi quis celeriter venam incidat, aut alvum emolliat.* Ces expressions prouvent qu'il avait déjà reconnu l'utilité de la saignée et des purgatifs dans la maladie qui nous occupe. Aetius, Paul d'Egine, Avicenne, Plater, Guillemeau, Mauriceau, Delamotte ont aussi conseillé les évacuations sanguines ; mais ce moyen a été singulièrement préconisé par Puzos, Levret, Delaroche, Dennam, Gordon et par le Docteur Hey. Tous ces praticiens s'accordent à proclamer que la méthode la plus efficace pour guérir la péritonite puerpérale consiste dans des saignées promptes et abondantes. Mais pour obtenir des saignées tout le succès qu'on a lieu d'en attendre, il faut en soumettre l'emploi à certaines règles, dont la négligence les rend inutiles et même très-nuisibles aux malades.

1.º Les saignées doivent être faites dès le début de la péritonite puerpérale et dans sa première période, c'est-à-dire, pour la très-grande majorité des cas, avant la fin du premier jour de la maladie.

2.º Les évacuations sanguines doivent être pratiquées avec une abondance égale à la gravité et à l'étendue de l'inflammation.

Mises en usage sans ces deux conditions essentielles, les évacuations sanguines, loin d'être utiles, deviennent toujours très-nuisibles aux malades, en détruisant leurs forces et les ressources de la nature, sans avoir un effet durable contre la maladie.

De toutes les phlegmasies, il n'en est peut-être pas dont les divers degrés se succèdent avec plus de rapidité et dans lesquelles la période d'irritation ait une plus courte durée, sur-tout lorsqu'elle a de la tendance à une terminaison funeste. C'est-là un des traits qui marquent cette inflammation d'un caractère particulier; elle marche quelquefois avec tant de violence, qu'elle amène la mort au bout de trente, vingt-quatre, ou même dix-huit heures. Souvent aussi on voit se développer, pendant quelques heures, les symptômes qui annoncent la seconde période; il faut donc se hâter d'ouvrir la veine, l'expérience ayant appris que les saignées ne sont réellement efficaces que dans la première période.

Quand on fait attention à la violence avec laquelle cette inflammation se manifeste chez la plupart des malades, et à l'étendue de la surface enflammée, on se convainc facilement que des évacuations sanguines médiocres doivent bien rarement être d'une utilité réelle. La saignée n'est avantageuse qu'autant qu'elle vient tout-à-coup abattre et comme anéantir la maladie dans son origine. Veut-on, au contraire, par des saignées ménagées, affaiblir seulement la violence de la maladie, pallier les symptômes, on ne fait que lui donner une nouvelle activité; le mal, tout au plus endormi pour un moment, se réveille de nouveau, et par une sorte de réaction devient d'autant plus à craindre, que la malade a été affaiblie par des évacuations, sans que la maladie ait été surmontée.

Il est des médecins qui recommandent de n'user des saignées générales qu'avec réserve, et qui ne parlent que des saignées locales. Les premières sont toujours indiquées d'une manière bien plus précise, parce que leur action générale est plus marquée dans une maladie dont le siége est si étendu, et qu'elles sont bien plus propres à fournir tout de suite la quantité de sang nécessaire. Les sangsues sont une ressource également précieuse, sur-tout si on leur associe les saignées générales. En les appliquant à la vulve et à l'anus, on rappele ordinairement les lochies, et on dégorge plus directement la partie affectée.

Quoique les évacuations sanguines soient très efficaces dans le traitement de la péritonite puer-pérale, elles sont cependant loin de convenir dans tous les cas. On doit, en général, s'en abstenir toutes les fois qu'appelé près d'une malade, on observe le ventre tant soit peu développé, et les intestins remplis de gaz, une disposition marquée aux nausées et bien plus encore aux vomissemens, à moins que, dans quelques cas rares, ces vomis-semens ne caractérisent le premier début de la maladie, et ne tiennent plutôt à un état saburral des premières voies qu'aux progrès de l'inflam-mation. La fréquence excessive du pouls, persistant depuis un certain temps et réunie à une chaleur brûlante de la peau, l'altération des traits du visage, la couleur jaune ou comme terreuse de la face, sont aussi des symptômes après le développement desquels les saignées hâtent si constamment la terminaison funeste, que l'on peut faire une règle générale de s'en abstenir dans tous les cas, quel que soit d'ailleurs le peu d'ancienneté de la maladie.

Toutes les fois qu'au début de la péritonite puerpérale on observe de la constipation, et particulièrement lorsque ce symptôme existe depuis plusieurs jours, ou même depuis l'accouchement, le premier soin du médecin, en même temps qu'il a recours aux saignées, est de vaincre la constipation. On ne peut rien indiquer de plus convenable, en pareil cas, que le purgatif minoratif, dont M. Chaussier se sert avec tant de succès à la maternité de Paris, et qui consiste en un mélange d'huile de ricin et de sirop de chicorée composé, ou de rhubarbe. On fait d'abord prendre à la femme une cuillerée ou deux de ce mélange, et ensuite on continue d'en donner une cuillerée toutes les demiheures ou heures, jusqu'à ce que l'effet laxatif soit produit. Si l'huile de ricin répugne aux malades, on emploie un autre mélange fait avec l'huile d'amandes douces et le sirop de fleurs de pêcher. On doit entretenir les selles par ces préparations, tant que les accidens persistent. Les purgatifs forts sont loin d'offrir la même garantie que les simples laxatifs; cependant MM. Gordon et Hey se sont servis avec avantage, dans les constipations un peu opiniâtrés, d'un bol composé de demi gros environ de poudre de jalap, mêlé avec trois ou quatre grains de mercure doux. Mais, au reste, je le répète, les purgatifs ne peuvent être avantageux que dans la première période et concurremment avec la saignée.

On peut revendiquer, en faveur de l'efficacité des purgatifs, la méthode de Doulcet, qui consiste dans l'administration de l'ipécacuanha et d'une potion laxative, composée avec le Kermès et l'huile d'amandes douces. Si les émétiques ont été préconisés dans le traitement de la péritonite puerpérale, c'est que cette maladie est quelquefois compliquée d'une affection bilieuse, qui exige leur emploi. C'est à cette circonstance, qui n'a pas toujours lieu, que doivent être attribués les succès de cette méthode de Doulcet, qui ne peut convenir que dans ce cas.

Une chose bien digne de remarque et propre à ne pas faire redouter les évacuans dans la péritonite puerpérale, c'est que, chez les femmes mortes de cette maladie, la membrane muqueuse de l'estomac et des intestins est blanche et n'offre point de traces sensibles d'irritation, tandis que le péritoine est rouge, couvert de pus et quelquefois épaissi.

Pour arrêter les progrès de la péritonite puerpérale on ne doit pas négliger tous les moyens, qui, en agissant comme irritans sur une partie voisine ou en sympathie avec celle qui est affectée, peuvent, avant que l'inflammation ne soit fixée, produire le déplacement de la sensibilité et opérer une salutaire révulsion. Le succion des mamelles, l'application des ventouses et des sinapismes sur ces organes doivent être considérés comme des moyens recommandables. Les rapports sympathiques, qui existent entre le bas-ventre et les organes mammaires, font pressentir tout l'avantage qu'on peut retirer de l'emploi de ces moyens. Depuis plusieurs années les médecins de l'Hôtel-Dieu de Paris font appliquer des vésicatoires sur l'abdomen. L'emploi des rubéfians et des sinapismes sur la plante des pieds est peut-être de beaucoup préférable. Ces derniers moyens conviennent d'autant mieux que la sympathie des organes abdominaux avec les extrémités inférieures est très-grande.

Dans l'intention de diminuer les douleurs abdominales, on applique sur les parois du ventre des fomentations humides et tièdes, des cataplasmes émolliens, des éponges imbibées d'eau chaude ou de quelque décoction émolliente. Les lavemens émolliens et légèrement narcotiques conviennent principalement lorsque les douleurs sont très-violentes et qu'il s'agit de diminuer l'éréthisme, de fomenter les intestins et d'entretenir la liberté du ventre.

On s'est trop peu occupé de l'usage des bains tièdes, des bains de vapeur dans le traitement de

cette

cette maladie. Les bons effets qu'on retire de ces moyens dans l'inflammation du péritoine, qui se manifeste à la suite de l'opération de la taille, doivent engager les médecins à les employer.

On donne pour boisson l'eau d'orge, l'eau de veau, l'eau de poulet, le petit lait, une infusion de fleurs de tilleul, seule ou aromatisée avec l'eau de fleurs d'oranger; on prescrit une diète sévère. On doit sur-tout alors ne rien négliger de ce qui est relatif à l'hygiène des femmes en couche.

Parvenue à la seconde période, la péritonite puerpérale est presque toujours incurable, quels que soient les moyens qu'on emploie.

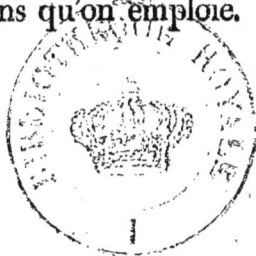

CONSIDÉRATIONS

ET

OBSERVATIONS NOUVELLES

SUR

L'INFLAMMATION

ET LE SQUIRRE DE LA MATRICE (1)

L'INFLAMMATION aiguë de la matrice est toujours rapide dans sa marche, et le plus souvent terrible dans ses résultats. Une multitude de causes peuvent lui donner naissance, soit pendant la grossesse, soit hors l'état de gestation, soit après l'accouchement ; mais les plus fréquentes, sans doute, sont le refroidissement subit des extrémités, ou leur immersion dans l'eau froide, lorsque le corps est échauffé, la suppression des menstrues ou des lochies, les affections vives de l'ame, l'abus des alimens et des boissons excitantes, prises sur-tout dans les premiers jours qui suivent l'accouchement. Cette maladie reconnaît encore souvent pour cause les violences extérieures, comme les coups et les chutes sur la région hypogastrique.

---

(1) Ces observations viennent d'être insérées dans le tome XXV du Journal universel des sciences médicales, Janvier 1822.

Lorsqu'elle n'est pas précédée par des frissons suivis d'une chaleur plus ou moins vive, l'inflammation
aiguë de la matrice se manifeste d'une manière subite
et débute par un sentiment de chaleur, de douleur et
de pesanteur dans la région du pubis. La douleur se
propage sympathiquement aux aines, aux lombes, à
la vulve, au périnée ainsi qu'à la partie supérieure
des cuisses. Les menstrues se dérangent ou se suppri-
ment; il se déclare un violent mal de tête qui se fixe
tantôt sur les orbites, tantôt vers le sinciput; le pouls
est dur, fréquent, concentré; la chaleur de la peau
mordicante, la langue est sèche, rouge sur les bords;
la gorge s'affaisse, et il se manifeste quelquefois un res-
serrement sympathique au gosier; il y a sentiment
d'ardeur en urinant, difficulté d'uriner, tenesme,
constipation. Le ventre est dur et douloureux, les malades ne peuvent respirer, tousser ni cracher sans
augmenter la douleur. Le vagin offre au toucher une
chaleur brûlante, l'utérus une certaine dureté et une
sensibilité extrême.

La terminaison de cette inflammation la plus dési-
rable, est sans contredit, la résolution.

I.re *Observation.*—Une femme de Castelnau, âgée
d'environ 36 ans, d'un tempérament bilioso-sanguin,
et mère de plusieurs enfans, fait ses couches heureusement, le 20 août 1821. Ses lochies coulaient
en abondance, toutes ses fonctions s'exécutaient
avec régularité; elle se promenait déjà dans sa
maison, lorsque, le 26 août, elle commit l'im-

7*

prudence de sortir de grand matin dans la rue, étant légèrement vêtue. Dès-lors, frissons suivis bientôt après d'une chaleur vive, suppression des lochies, céphalalgie susorbitaire violente, douleur obtuse et gravative à l'hypogastre. Appelé le lendemain matin auprès de la malade, je reconnais la présence d'une inflammation aiguë de la matrice, aux symptômes suivans : pouls dur, fréquent et concentré ; chaleur intense de la peau ; sentiment de pesanteur aux lombes, aux aines et aux cuisses ; hypogastre tendu, brûlant, et d'une sensibilité si exaltée que la plus légère pression, le poids de simples couvertures y est insupportable ; émission de l'urine très-difficile. Je prescris une saignée du bras, l'usage de boissons mucilagineuses et délayantes, le repos et la diète absolue. Saignée du pied et deux demi-lavemens pour le jour suivant. Le quatrième jour, le pouls est encore dur et fréquent, la chaleur de la peau vive, l'hypogastre très-douloureux. La diète est toujours sévère, mêmes boissons délayantes et mucilagineuses, application de douze sangsues sur la partie interne des grandes lèvres, bain de deux heures. Il survient dans le bain une hémorragie utérine. La fièvre diminue d'intensité les douleurs sont moins aiguës pour quelques heures. Vers le 7e jour, nouvelle application de six sangsues sur les parties génitales. Le ventre devient moins tendu, la sensibilité moins vive ; les urines coulent avec moins de difficulté ; il y a quelques

selles à demi-liquides. Continuation du même traitement, fomentations émollientes sur l'hypogastre,
dont le poids n'avait pu jusqu'alors être supporté ;
bain de vapeur dirigée vers la vulve ; lavemens
émolliens répétés plusieurs fois le jour. L'écoulement
des lochies se rétablit, la fièvre cesse entièrement,
le mieux-être augmente, et dans moins de quatorze
jours les mamelles qui étaient restées flasques et
sans action, se gonflent et sécrètent de nouveau
une certaine quantité de lait, le ventre se ramollit,
la sensibilité de l'hypogastre disparaît, les excrétions
se font librement, et, en un mot, la santé de la
femme reprend sa première intégrité.

La suppuration est la terminaison la moins favorable et peut-être la plus fréquente de l'inflammation aiguë de la matrice. Les femmes ne succombent que trop souvent aux désordres qu'elle entraîne. Cependant on peut espérer pour leur
jours, si la nature a la force de se débarrasser du
foyer purulent. Lorsque l'abcès s'ouvre dans la
cavité de l'utérus, et que le pus sort par l'orifice
de cet organe, il prend la voie la plus avantageuse.
Le pus traverse quelquefois le rectum ou la vessie,
et s'échappe par l'urètre ou par l'anus ; d'autres fois
l'abcès se prononce vers l'une des aines, sur les
parois de l'abdomen. Smelie cite l'observation d'une
inflammation de matrice terminée par la suppuration, dont le produit sortit par le nombril. Lamotte
rapporte dans une autre observation de ce genre

7**

que le pus s'ouvrit une issue à travers les parois
de l'abdomen. Mauriceau nous a conservé l'histoire d'une inflammation de matrice qui se termina
par un énorme dépôt, qui occupait les deux fesses
de la malade. Mais lorsque le foyer purulent ne se
fait pas jour hors de la matrice, soit par l'orifice
de cet organe et par le vagin, soit à travers les
parois du ventre, et lorsqu'on ne peut s'opposer à
sa congestion, la perte de la femme est inévitable.

II.ᵉ *Observation.* — Marguerite ***, d'un tempérament éminemment sanguin, se marie à Four-
ques, à l'âge de 23 ans, et devient successivement
mère de deux enfans dans l'espace de cinq ans.
Sa grossesse et ses couches avaient été toujours
heureuses. Vers le 7ᵉ ou 8ᵉ mois de l'allaitement de
son dernier enfant, ayant éprouvé une diminution
dans la sécrétion laiteuse, elle crut de nouveau être
enceinte. Son ventre commençait à devenir proé-
minent, lorsqu'en proie à des chagrins domestiques,
elle se plaignit de frissons qui furent suivis d'une
chaleur intense, de douleurs aiguës au ventre, et
d'un sentiment de pesanteur incommode dans la
région hypogastrique. La fièvre était vive, le ventre
tendu et ballonné. Déjà le neuvième mois de la
grossesse allait expirer. Les contractions expulsives
de la matrice ne se déclarant pas, et la tuméfaction
du ventre persistant bien au-delà du terme ordinaire de l'accouchement, elle ne crut plus être dans
un état de grossesse. Ses menstrues, qui n'avaient

coulé qu'une seule fois , ne reparaissent plus. La
tuméfaction du ventre est de jour en jour plus
considérable. Le sentiment de pesanteur qu'elle
éprouvait dans la région hypogastrique , et qui
s'étend sympathiquement aux lombes et aux cuisses,
est permanent. Cet état se prolonge pendant plusieurs années. Il n'est pas de remèdes de bonne
femme qu'on ne mette en usage. On consulte aussi
plusieurs personnes de l'art, parmi lesquelles on
distingue un habile professeur d'une école célèbre.
La maladie étant prise pour un squirre de la matrice
à cause de l'apparente induration du ventre , on
conseille de s'en tenir à un régime doux et sur-tout
d'éviter tout médicament incendiaire. La malade se
trouvait dans cet état depuis 8 ans , son ventre
avait acquis des dimensions effrayantes , lorsque je
la vis dans les quinze derniers jours de son existence.
Elle éprouvait un mouvement fébrile qui se répétait
plus particulièrement vers la chute du jour. Les
douleurs ne cessaient que pour reparaître avec plus
d'intensité. tout son corps était émacié , et ses traits,
naturellement agréables , étaient profondément
altérés par la douleur. Elle ne goûtait presque plus
de repos ni de sommeil ; l'opium qui avait été jusqu'alors le seul remède qui assoupît ses cruelles
souffrances , ne produisait plus guère d'effet. Son
pouls était petit , le ventre tellement dur , qu'en
exerçant la percussion , la main ne pouvait y découvrir la plus légère ondulation. Les élancemens

7***

ressentis, sur-tout vers la région iliaque droite, étaient si vifs, qu'il semblait à la malade qu'on y enfonçait des aiguilles ou des pointes de canif. Les douleurs devinrent encore plus vives et ne cessèrent plus. Elle périt enfin au milieu des souffrances les plus horribles.

L'autopsie cadavérique faite, le 30 Novembre 1821, jour de sa mort, nous avons trouvé, après avoir mis à découvert les parois abdominales qui étaient très-amincies, la matrice extraordinairement distendue et occupant toute la cavité de l'abdomen. Elle s'enfonçait vers la poitrine, sous les fausses côtes, comprimait tous les viscères épigastriques, et faisait en avant une énorme saillie; son tissu était blanchâtre, demi-cartilagineux. Ayant fait une petite incision vers la partie qui répondait à la région ombilicale, il en sortit un jet d'une matière puriforme qui exhalait l'odeur la plus infecte. De nouvelles incisions pratiquées latéralement donnè-rent issue à une grande quantité de matières li-quides, mais plus épaisses, jaunâtres, au milieu desquelles se trouvèrent deux pelotons de cheveux et une masse ovale, chevelue, ayant trois pouces de longueur et un et demi de largeur, que nous prîmes pour la tête d'un fœtus. Cette masse était formée de membranes ramassées les unes contre les autres, et tellement desséchées et racornies, qu'elles étaient plus dures que la pierre même. Le scalpel ne put les diviser. La quantité de matières

liquides, plus ou moins épaisses, qui étaient con-
tenues dans la cavité utérine, était d'environ seize
litres. Ces matières se trouvaient renfermées dans
l'enveloppe amniotique, dont la structure ressem-
blait à celle du parchemin. Les viscères épigastriques étaient d'une petitesse remarquable, le foie
sur-tout n'était que de la grosseur du poing.

L'inflammation aiguë de la matrice qui avait eu
lieu pendant les derniers mois de la grossesse, en
se terminant par la suppuration, ne fut-elle pas la
cause de la mort du fœtus? La décomposition du
fœtus, déjà privé de la vie, ne doit-elle pas être
attribuée à son long séjour dans le foyer purulent?
Et si les cheveux ont été les seuls restes qui aient
résisté à la décomposition, n'est-ce pas parce qu'ils
sont de toutes les parties du fœtus les moins susceptibles de putréfaction? L'opération du toucher
qui consiste à imprimer un mouvement à la matrice en introduisant le doigt indicateur dans le
vagin, tandis que la face palmaire de la main op-
posée est appliquée sur le ventre, si elle avait été
pratiquée, aurait-elle fait reconnaître l'ondulation
du liquide contenu dans la matrice, et le ballot-
tement du produit de la conception? L'ouverture
de l'amnios, faite en temps opportun, aurait-elle
prévenu et les souffrances si longues et la mort
cruelle de cette mère infortunée?

L'inflammation chronique de la matrice par-
court avec moins de rapidité ses périodes; elle

succède quelquefois à la métrite aiguë. Elle peut être déterminée par la répercussion d'une affection rhumatismale, syphilitique, dartreuse, psorique, etc. Elle est souvent le résultat d'un accouchement pénible et laborieux. L'irritation locale, produite par le coït trop souvent répété, peut aussi favoriser le développement de cette phlegmasie. C'est sur-tout à la cessation du flux menstruel que la matrice devient souvent le siége d'une inflammation chronique.

La phlegmasie chronique de l'utérus s'annonce par un sentiment de pesanteur dans les régions hypogastrique et lombaire. La douleur, d'abord sourde, devient plus forte et continue. Elle s'exaspère principalement après le coït. La fièvre est ordinairement légère, mais continuelle. Il y a tantôt irrégularité dans le flux menstruel qui diminue ou se supprime, et tantôt des hémorragies utérines violentes. Il se fait, par le vagin, un écoulement de matières séreuses et sanguinolentes ; l'expulsion des matières fécales et des urines est toujours plus ou moins difficile. Le doigt étant introduit dans le vagin, on trouve ordinairement ce conduit brûlant, le corps et le col de l'utérus engorgés et douloureux.

L'inflammation chronique de la matrice, méconnue ou négligée, produit successivement le squirre, l'ulcération et le cancer de cet organe.

III.e *Observation.* — Une femme de Thuir, âgée

de 40 à 45 ans, d'un tempérament nervoso-sanguin, mère de deux enfans, et qui était sujette à des pertes utérines rouges assez fréquentes, se plaint d'une pesanteur incommode et de tiraillemens dans la région hypogastrique. Elle devient enceinte. Des hémorragies utérines, quelquefois effrayantes, accompagnent les diverses périodes de sa gestation. L'accouchement n'est pas laborieux, et ses couches ne sont troublées par aucun accident fâcheux. L'enfant qu'elle met au jour est d'une faible constitution. L'irritation chronique de la matrice ne tarde pas à faire de nouveaux progrès après l'accouchement. La malade éprouve de nouveau un sentiment douloureux aux lombes et à l'hypogastre; elle ne peut marcher ni faire le plus léger exercice sans augmenter ses douleurs. Elle ressent de l'ardeur et un peu de cuisson en urinant; son ventre est paresseux. Une excitation fébrile, précédée de légers frissons, se manifeste vers le déclin du jour, et devient continue. Il se fait, par le vagin, un écoulement qui, d'abord séreux et sanguinolent, devient jaunâtre et puriforme. Le mari, qui avait jusqu'alors cohabité avec elle, s'en éloigne; elle devient jalouse, emportée, et ne peut déguiser ses désirs érotiques. Les douleurs qu'elle éprouve dans la région hypogastrique deviennent plus intenses, et altèrent profondément sa santé par leur violence et leur continuité. L'état de cette femme, atteinte d'une maladie qu'on regardait comme incurable, s'aggrave de jour en jour, et, le 10 Octobre 1818, elle finit sa pénible existence au milieu des douleurs les plus affreuses et après huit mois de souffrances. Invité à assister à l'ouverture du cadavre, nous découvrîmes que le corps de la matrice avait acquis une consistance très dure, squirreuse, et qu'il était plus volumineux que dans l'état ordinaire. Le col de cet organe était aussi un peu tuméfié, et présentait une ulcération du diamètre d'une pièce de cent sous.

Le cancer, dont le squirre n'est qu'un degré moins avancé, est-il incurable ? Cette question de l'incurabilité du cancer me paraît très-importante, puisqu'il règne encore une espèce de fatalisme attaché à cette maladie, et qu'il importe bien de détruire. Jusqu'ici les pathologistes, n'ayant pu dévoiler les causes premières du cancer, et ne voyant pas dans l'économie d'autres tissus analogues à ceux qui le forment, le regardaient comme un organe nouveau et parasite, comme un animal, développé dans un autre animal qui, en vertu d'une disposition ou d'un vice particulier, s'organise dans certaines parties du corps vivant, les détruit et les convertit en sa propre substance. Ces idées si étranges qu'on avait sur la nature de cette maladie, avaient tellement influé sur la manière de la traiter, que les caustiques et l'instrument tranchant étaient les seuls moyens employés pour la combattre; et comme cette maladie ainsi traitée ne tarde pas à reparaître, elle était par conséquent regardée comme incurable. Mais depuis que la médecine , éclairée par le flambeau de la physiologie , a fait tant et de si grands progrès , l'histoire de la maladie cancéreuse a été mieux observée ; sa véritable étiologie a été connue, et son traitement , qui n'était que palliatif, est devenu rationnel et curatif.

Lorsqu'on a remarqué que cette maladie débute toujours par des symptômes plus ou moins apparens de phlegmasie et d'irritation ; qu'elle se développe le plus souvent à l'occasion d'une chute ou lésion physique; qu'elle se manifeste principalement sur les organes qui reçoivent beaucoup de nerfs , de vaisseaux sanguins et lymphatiques , et qui sont par conséquent les plus irritables et les plus susceptibles de s'engorger ; lorsqu'on a observé qu'elle s'exaspérait par des applications irritantes, et qu'elle s'améliorait par l'emploi des antiphlogistiques et des émolliens, on a vu que l'irritation inflammatoire était non-seulement la cause, mais encore l'élément principal de cette maladie. Dès-lors , en étudiant avec plus de soin le mode de sa formation, on s'aperçut que la partie malade , par suite de la fluxion continuelle qui s'y dirige, s'engorge ; que son engorgement passe à l'induration , devient squirreux, s'ulcère , et que par l'effet de la même irritation prolongée, il ne tarde pas à y avoir altération profonde des tissus enflammés et dégénération cancéreuse. On a eu recours à l'observation et l'on s'est assuré qu'en attaquant d'une manière vigoureuse et constante cette irritation, on peut détruire une maladie qui est avec juste raison l'effroi des malades, et qui a fait jusqu'ici le désespoir des médecins. Nous possédons déjà un certain nombre d'histoires bien constatées de cancers guéris par les antiphlogistiques et les émolliens, et je vais en rapporter une autre d'un cancer à la matrice qui n'atteste pas moins l'efficacité de ces mêmes moyens.

IV.ᵉ *Observation.* — Le 6 Août 1821, je fus appelé auprès d'une femme âgée de 49 ans, d'un tempérament lymphatico-nerveux, n'ayant eu qu'un enfant; elle avait perdu ses règles depuis environ huit ans, et elle était sujette depuis deux ans à des douleurs hypogastriques très-incommodes, sans être très-aiguës, ainsi qu'à un écoulement blanc. Cette malade, dont les traits étaient altérés par ses longues souffrances, se plaignait de ne pouvoir uriner et de ne pousser des selles qu'à l'aide des lavemens. Elle ressentait des douleurs lancinantes dans toute la région hypogastrique dont la pression était insupportable; on reconnaissait par le toucher que le col de l'utérus était considérablement tuméfié, et que le fond de cet organe faisait une certaine saillie à l'hypogastre. La pâleur et le teint jaunâtre de la malade, les douleurs lancinantes, l'écoulement ichoreux dont l'odeur était infecte, tout annonçait la présence d'une tumeur squirreuse de l'utérus, déjà dégénérée; la malade éprouvait, en outre, tous les soirs, un petit mouvement fébrile qui se terminait vers le matin par une légère moiteur à la peau. Elle était livrée à son malheureux sort, et les remèdes qui lui étaient administrés n'étaient susceptibles que d'assoupir pour quelques instans ses souffrances atroces. Je lui prescrivis l'application de dix-huit sangsues, dont la moitié furent placées à la vulve, les autres à l'anus, et l'usage d'un bain tous les jours. Je lui recommandai en même temps l'usage de lavemens, et des injections adoucissantes faites avec l'eau de guimauve ou celle de graine de lin, et rendues calmantes par l'addition de plusieurs têtes de pavot. L'hypogastre fut recouvert d'un large cataplasme émollient; je ne permis, pour toute nourriture, que huit onces de lait d'ânesse par jour, du petit lait pour boisson, et trois onces d'une émulsion légèrement opiacée pour le soir; les ouvertures faites par les sangsues coulèrent abondamment. Le surlendemain de la première visite, douze autres sangsues furent placées à la vulve; un même nombre de ces animaux fut appliqué chaque cinq jours soit à la vulve, au rectum, au périnée, soit sur la région hypogastrique.

Le 12.ᵉ jour, à dater de la première application des sangsues, il n'y avait point d'amélioration sensible. Régime toujours sévère, continuation du même traitement. Léger amendement vers le 19.ᵉ jour. Le pouls était moins fébrile, les douleurs un peu moins aiguës. Même régime, même traitement.

Le mieux-être fut bien sensible vers le 30.ᵉ jour. La malade commença alors à jouir du repos , les douleurs avaient diminué d'intensité , le pouls n'était plus fébrile , le ventre moins paresseux , l'hypogastre plus souple , la pression de la tumeur moins douloureuse , le col de l'utérus encore engorgé. L'émulsion calmante qu'elle prenait le soir fut supprimée. Même application des sangsues , même régime , mêmes fomentations , mêmes injections. L'amélioration est encore plus sensible vers le 40.ᵉ jour ; les douleurs avaient totalement cessé , l'engorgement du col de l'utérus n'était plus aussi considérable , la tumeur qui fesait saillie à l'hypogastre avait diminué de volume. Vers le 50.ᵉ jour cette tumeur était réduite à la grosseur d'un œuf de poule , il n'y avait plus d'écoulement d'aucune nature par le vagin. La malade prit à cette époque un peu de riz cuit au lait , les sangsues ne furent appliquées qu'au nombre de six ; mais l'usage des fomentations et des injections adoucissantes , ne fut pas interrompu. Vers le 60.ᵉ jour la tumeur avait disparu et l'engorgement du col de l'utérus était à peine sensible. La malade entra alors en convalescence ; la dose des alimens fut successivement augmentée ; la santé se rétablit rapidement et fut parfaite vers le 90.ᵉ jour du traitement.

1.º Calmer l'irritation locale et générale ; 2º détourner la fluxion continuelle qui se fait vers l'organe malade ; 3º dissiper l'engorgement qui s'y

est

est déjà formé ; telles sont les indications qui se présentent dans le traitement de ces maladies. On diminue et on calme la susceptibilité générale et l'irritation locale par les évacuations sanguines, les cataplasmes, les bains, les injections, les lavemens émolliens et narcotiques, les boissons délayantes et mucilagineuses; on détourne les mouvemens fluxionnaires qui se dirigent vers l'utérus, en fesant des saignées locales révulsives, en appliquant des sangsues à la vulve, à l'anus, au périnée ; et lorsque les symptômes d'irritation sont un peu tombés, en excitant, en stimulant des organes plus ou moins éloignés de la partie affectée et principalement ceux qui sont liés avec elle par des rapports sympathiques. Les évacuations sanguines locales ont encore l'avantage de dégorger le système capillaire sanguin de la partie affectée. Mais ce qui facilite sur-tout le dégorgement de cette partie, comme on l'a fort bien observé, est une diète sévère. En privant les vaisseaux absorbans des sucs de la digestion, la diète les oblige à puiser dans tout le corps des matériaux propres à réparer les pertes du sang. Alors ils enlèvent non-seulement ceux que l'économie tient en réserve, comme la graisse, la sérosité cellulaire, mais encore ils dévorent la tumeur elle-même.

Une observation d'un cancer de l'ovaire, extraite de la pratique de M. le professeur F. Lallemant, et qui a exigé l'application de plus de trois cents sangsues , se trouve insérée dans le journal universel des sciences médicales (1).

---

(1) Tome **XXIII** , page 98 , Septembre 1821.

DU CHOIX D'UN LIEU

POUR

LES INHUMATIONS.

Partout où les hommes se sont réunis il a fallu surveiller la salubrité des enceintes qui les renfermaient : de tout temps les villes, les camps, les vaisseaux, tous les lieux publics ont excité cette surveillance. Les soins d'une administration éclairée ne se bornent pas à entretenir la propreté générale, à favoriser une libre circulation de l'air ; devant encore s'occuper à écarter et à prévenir les dangers des émanations nuisibles, elle place hors de l'enceinte des villes tout ce qui peut, soit directement, soit indirectement, devenir une cause d'infection. Eh ! quel lieu plus impur et susceptible d'influer plus puissamment sur la santé publique qu'un charnier dégoûtant, hérissé de tous les attributs affligeans de la destruction !

On a conservé très-tard, dans toute l'Europe, la pernicieuse coutume d'enterrer dans les églises et au milieu des villes. Cependant de grands inconvéniens et des accidens terribles signalaient le danger de ces inhumations. Dès long-temps les médecins avaient remarqué que les fossoyeurs vivaient peu, et avaient

8*

déféré aux magistrats plusieurs catastrophes dont ils avaient été les témoins. Ce n'a été, en France, qu'en 1776, que toute inhumation dans les villes et les églises a été défendue. A-peu-près dans le même temps la cour de Turin fit la même prohibition dans ses états, et ordonna l'établissement des cimetières à environ quatre cents pas de la ville.

Les lois sanitaires ne s'exécutent bien que dans les grandes villes. Quoiqu'il soit bien démontré aujourd'hui que les inhumations dans le voisinage des habitations compromettent gravement la salubrité publique ; dans beaucoup de petites villes et la majorité des bourgs et villages , les cimetières sont encore, au mépris des ordonnances, à côté des églises et au milieu des habitations. Thuir est de ce nombre. Cependant le conseil municipal de cette ville , considérant, non le danger des inhumations qui se font dans son sein , mais la petitesse du lieu qui leur est consacré, s'est assemblé pour faire l'acquisition d'une pièce de terre , hors les murs , qui doit servir de supplément à l'ancien cimetière. Malheureusement cette pièce de terre , qui est destinée à cet usage , n'offre , à cause de sa situation , aucune des conditions requises par les lois sanitaires. Trop voisine des habitations dont elle n'est séparée que par un chemin assez étroit , et des sources de deux fontaines publiques , elle est située au sud de la ville et se trouve entièrement à l'abri des vents du nord. Les vents du sud , vents chauds et humides, les plus mal-sains qui règnent dans nos contrées et les plus susceptibles de développer des germes de maladie, n'arriveront alors dans la ville qu'après avoir traversé le cimetière et chargés des exhalaisons les plus meurtrières.

Frappé de ces graves inconvéniens, auxquels le conseil municipal n'a peut-être pas prêté assez d'attention, j'ai signalé à l'Autorité tous les dangers de ce nouvel établissement, en protestant contre les effets dangereux qui pourraient en résulter. De quelque faible lueur qu'ait brillé à mes yeux l'espoir de voir mes réclamations être prises en considération, parce qu'il en coûte tant à l'amour-propre de plier même devant l'utilité publique; je n'ai pas cru pouvoir me dispenser de remplir un devoir que tout bon citoyen doit à sa patrie.

Quelles sont les conditions sanitaires requises d'un cimetière ? un cimetière doit être situé, autant que les localités le permettent, sur un lieu élevé et au nord des habitations; de telle sorte que les vents du midi ne passent point sur elles après s'être chargés des émanations qui s'élèvent de ce lieu. Il doit être à deux cents mètres au moins des villes et villages. Il est nécessaire de l'éloigner autant que possible des puits, sources, conduites d'eau et rivières qui servent à la boisson des hommes et des animaux, ou aux différens usages domestiques. Si les plantations d'arbres, dont on conseille d'entourer les cimetières, contribuent puissamment à la pureté

de l'atmosphère , en absorbant les gaz azote ,
hydrogène et acide carbonique, pour répandre en
échange de l'oxigène , on ne peut se dissimuler que
par leur masse ils ne puissent former une barrière
qui s'oppose à la libre circulation de l'air.

On doit régler l'étendue du cimetière sur la
population de la ville à la quelle il est destiné. Il
faut, en général , trois ans pour la décomposition
d'un cadavre enfoui à quatre, à cinq pieds de profondeur ; l'étendue du cimetière doit être donc le
triple de l'espace nécessaire aux inhumations de chaque année.

Une observation , qui ne peut être déplacée ici ,
est celle d'après laquelle on doit fixer la profondeur
convenable des fosses. Pour que la fermentation
putride s'opère dans les corps organisés , on sait
qu'il faut qu'il y ait un concours de l'humidité
de l'air et d'une certaine température. Si les fosses
ont plus de six à sept pieds de profondeur , le
contact de l'air avec le cadavre devient presque
impossible et la décomposition putride est beaucoup
plus lente que lorsque les fosses ne sont profondes
que de trois ou quatre pieds. Mais si les fosses sont
trop superficielles , les miasmes putrides traversent
facilement les couches de terre et infecte nt l'a mos-
phère. Il faut donc prendre un terme moyen et
leur donner une profondeur qui facilite la putréfaction et annulle les dangers qui accompagnent
la dispersion des miasmes dans l'air. Cette profondeur doit être de quatre ou cinq pieds.

« J'étais au village de la Bresse, département des Vosges, au mois d'Octobre 1819, dit M Fodéré, Commune sans médecin ni officier de santé : suivant ma coutume, j'en allai visiter l'église qui est placée sur une hauteur qui domine les habitations d'alentour. Je trouvai le cimetière, qui entoure l'église, tout bosselé par nombre de corps récemment enterrés et qui ne reposaient tout au plus qu'à moitié sous terre, parce que la proximité du roc ne permet pas de faire des fosses plus profondes. Au bas de ce cimetière était une mare d'eau dont l'eau était très-bourbeuse. En descendant, je m'adressai à un groupe de paysans, pour leur demander s'il avait regné chez eux une maladie : sur leur affirmative, je leur représentai que, d'après les lois, le cimetière devait être transféré loin du village, et que je ne doutai pas que leurs épidémies ne tirassent leur origine du peu de profondeur des sépultures et des eaux stagnantes qui étaient au bas de l'église. Ils me répondirent unanimement, que leur curé ne le leur avait pas dit ; que quant à eux, ils n'étaient pas lettrés ; que le Maire et les Adjoints ne l'étaient pas non plus, et que c'était à M le Curé, qui était payé pour les instruire, d'avertir le Maire de ce qui pouvait nuire à la population. »

Comme l'ignorance est la principale raison de l'existence de ces causes d'insalubrité publique et de tant d'autres qu'on a lieu d'observer dans la plupart des petites villes et villages, il serait, je crois, à désirer qu'il fut rédigé un code de police médicale, un catéchisme de salubrité publique, simple, concis, à la portée de tout le monde, sur lequel tout candidat devrait être examiné pour remplir les fonctions de maire. Si les ministres des cultes, connaissant mieux les intérêts de la religion, prenaient connaissance de ce code et en instruisaient les fidèles, quels motifs de reconnaissance n'ajouteraient-ils pas à ces autres titres qui les rendent déjà si recommandables !

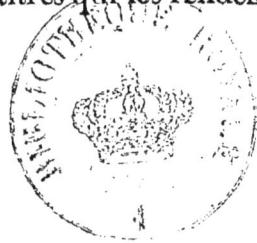

FIN.

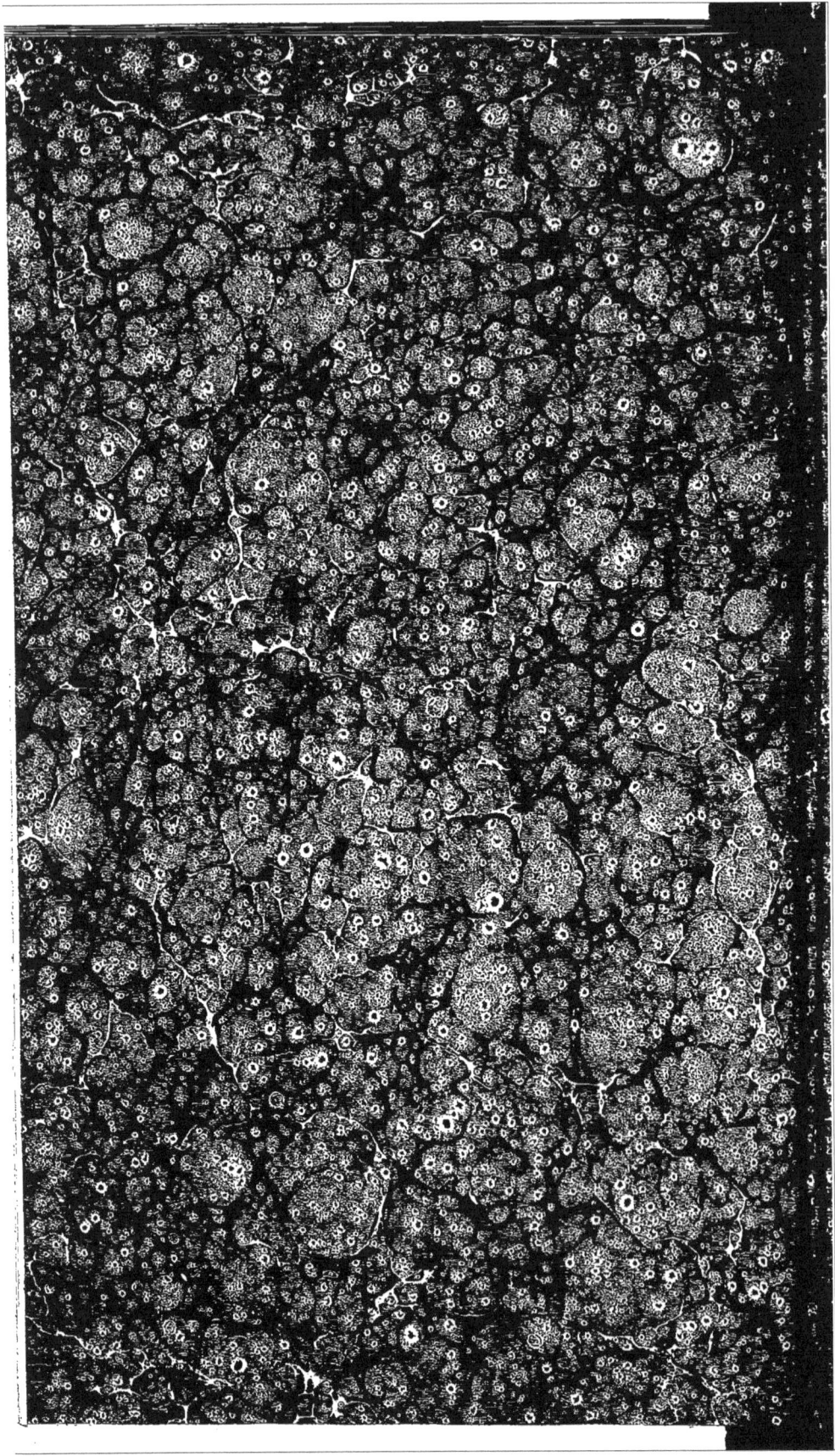

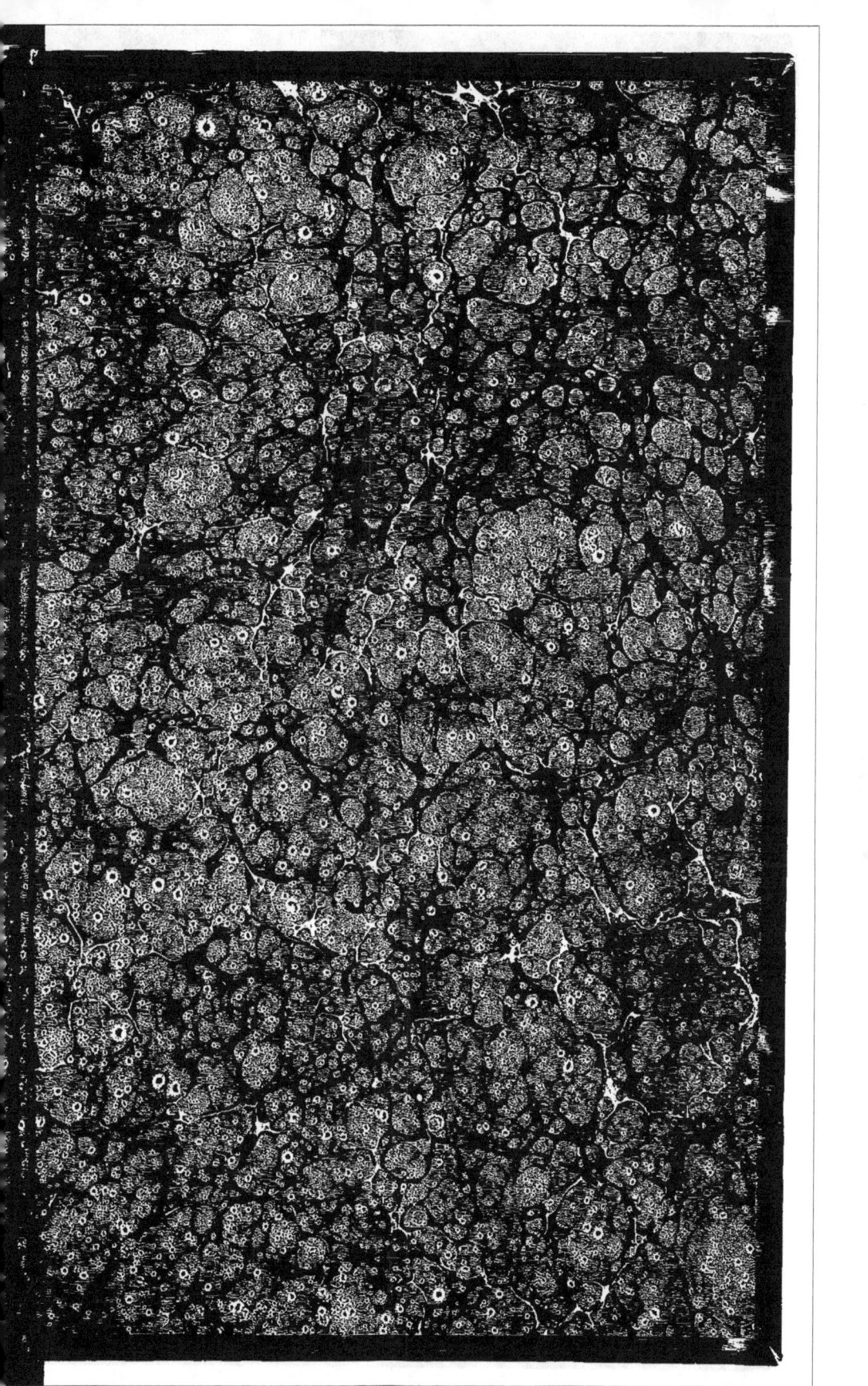

www.ingramcontent.com/pod-product-compliance
Lightning Source LLC
Chambersburg PA
CBHW072313210326
41519CB00057B/4997